Génesis Urquiola
Margarita Camacho
José Ramón Vielma Guevara

Rol de la melatonina en el estrés oxidativo, daño oxidativo y sepsis

Génesis Urquiola
Margarita Camacho
José Ramón Vielma Guevara

Rol de la melatonina en el estrés oxidativo, daño oxidativo y sepsis

Rutas bioquímicas involucradas e implicaciones terapéuticas

Editorial Académica Española

Imprint
Any brand names and product names mentioned in this book are subject to trademark, brand or patent protection and are trademarks or registered trademarks of their respective holders. The use of brand names, product names, common names, trade names, product descriptions etc. even without a particular marking in this work is in no way to be construed to mean that such names may be regarded as unrestricted in respect of trademark and brand protection legislation and could thus be used by anyone.

Cover image: www.ingimage.com

Publisher:
Editorial Académica Española
is a trademark of
Dodo Books Indian Ocean Ltd. and OmniScriptum S.R.L publishing group

120 High Road, East Finchley, London, N2 9ED, United Kingdom
Str. Armeneasca 28/1, office 1, Chisinau MD-2012, Republic of Moldova, Europe
Managing Directors: Ieva Konstantinova, Victoria Ursu
info@omniscriptum.com

Printed at: see last page
ISBN: 978-620-0-03229-4

Rol de la melatonina en el estrés oxidativo, daño oxidativo y la sepsis bacterianas. Rutas bioquímicas involucradas e implicaciones terapéuticas

Autores

- **Génesis Urquiola**. Licenciada en Bioanálisis, Universidad de los Andes (ULA-Mérida). Bioanalista III jefe del Laboratorio de Salud Pública "Dr. Vinicio Acosta" Corporación de Salud, Barinas, estado Barinas.
- **Margarita Camacho**. Licenciada en Bioanálisis, ULA-Mérida. Bioanalista II del Laboratorio de Salud Pública "Dr. Vinicio Acosta" Corporación de Salud, Barinas, estado Barinas.
- **José Ramón Vielma Guevara**. Licenciado en Bioanálisis y *Magister Scientiae* en Biología Celular, ULA-Mérida. Bioanalista I del Laboratorio de Salud Pública "Dr. Vinicio Acosta" Corporación de Salud. Laboratorio Clínico Central Clínica Nuestra Señora del Pilar, Barinas. Universidad Nacional Experimental Sur del Lago "Jesús María Semprum" (UNESUR), Santa Bárbara de Zulia, estado Zulia, Venezuela.
- **Nolis de Jesús Bracho Morán**. Ingeniero en Producción Agropecuaria y Licenciado en Administración por la UNESUR, Santa Bárbara de Zulia, estado Zulia. Magister en Ecología, mención: Producción Vegetal por la Universidad Experimental del Táchira (UNET), San Cristóbal, estado Táchira.
- **Roger Hinojosa.** Licenciado en Bioanálisis ULA-Mérida. Especialista en Salud Pública, Instituto de Altos Estudios Avanzados IDEA, Caracas, Distrito Capital. Bioanalista IV y coordinador del laboratorio de Salud Pública "Dr. Vinicio Acosta" Corporación de Salud, Barinas, estado Barinas, Venezuela.

Correspondencia al autor: Vielma Guevara José Ramón. Laboratorio Clínico Central, Grupo Consolidado Nuestra Señora del Pilar, Barinas, estado Barinas. **E-mail**: joravig2015@gmail.com

Prólogo

Cuando miramos a nuestro alrededor entendemos el delicado balance natural que nos permite vivir en este planeta. Nuestras plantas verdes provistas de un pigmento denominado clorofila captan la energía proveniente de la luz solar y la transforman en energía química bajo la forma de glucosa y NADPH, mediante uno de los procesos más eficientes que existe la fotosíntesis. Quiere decir en términos más o menos sencillo el inicio de las cadenas tróficas se inicia con un simple juego de cargas eléctricas llamadas protones y electrones. De igual manera cuando dejamos un cambur a la intemperie observamos que se oscurece y lo mismo o parecido le sucede a un trozo de metal que con el paso de los días y por acción de la lluvia y del medio ambiente se oxida.

Toda esta introducción corta nos obliga a preguntarnos ¿sucede lo mismo en el entorno de nuestras células? La respuesta es un sí, porque oxidamos a diario y sin darnos cuenta todo lo que comemos: carbohidratos, proteínas y grasas. Es decir, en este otro caso para sacar la energía contenida en éstos para transformarla hasta ATP mediante un proceso bioquímico que estudiamos desde que somos niños la respiración celular. Es decir, las células deberían estar en un estado para funcionar bien y de ser posible vivir algún tiempo trabajando de forma eficiente, a este estado lo llamamos reducido. Ahora tenemos un juego de dos palabras oxidación y reducción y hasta ahora planteamos por ejemplo que un eritrocito debe mantenerse en un equilibrio "reducido" para vivir unos 120 días y que lamentablemente nuestro trozo de metal está oxidado, nuestro cambur oxidado y hasta con mal sabor y nuestros alimentos están siendo digeridos en este momento, es decir mediante oxidación biológica y a esto lo denominamos también catabolismo.

Siguiendo con la secuencia de las preguntas: ¿Existe entonces un balance entre oxidación y reducción en el entorno celular, con partículas o iones con carga neta positiva o negativa?, ¿Qué sucede con este balance cuando envejecemos?, ¿Los procesos de enfermedad también podrían al menos en parte ser causados por desbalance redox? Para dar respuestas a algunas de estas interesantes preguntas presentamos a nuestros lectores el siguiente trabajo: "**Rol de la melatonina en el estrés oxidativo, daño oxidativo y la sepsis bacterianas. Rutas bioquímicas involucradas e implicaciones terapéuticas**" para relatarles nuestra experiencia en esta área, esperamos que sea una herramienta útil a estudiantes de los pregrados de las carreras de ciencias de la salud tanto en Venezuela como en otros países de habla castellana.

Vielma Guevara José Ramón
Barinas, 27 de diciembre de 2024

Índice general

Resumen

Con el propósito de describir los conceptos generales de los radicales libres, el estrés oxidativo, daño oxidativo y las evidencias obtenidas en modelos *in vivo* e *in vitro* sobre el potencial uso de la melatonina en diferentes infecciones bacterianas (Gram positivas y Gram negativas) y el desarrollo de la sepsis, realizamos una revisión sistemática cualitativa con criterios de validación de la información, con el uso de siete motores de búsqueda, metabuscadores y bases de datos: Google Scholar, WebMD, Trip, Medscape, PubMed, NICE y Scielo, lo que se tradujo en la recuperación de 380.792 documentos empleando una combinación de palabras claves en inglés y español y el uso de los operadores booleanos: AND, OR o NOT. Lo complejo de la fisiopatología de las diferentes infecciones bacterianas y la sepsis nos permitió inferir que existe un hablar cruzado entre el estrés oxidativo, daño oxidativo, actividad antioxidante, inmunidad innata y las mitocondrias. El análisis de la evidencia nos permitió puntualizar que la melatonina actúa como antiinflamatorio a través de las vías del Factor Nuclear Kappa Beta y del Inflamasoma NLRP3; además de sus propiedades como capturador de radicales libres derivados del oxígeno y del nitrógeno, su rol de protección a mitocondrias en la mitofagia, entre otras propiedades. Melatonina es una excelente alternativa para mitigar, aminorar y combatir las infecciones y se ha propuesto su potencial uso como antibiótico y como coadyuvante en la sepsis.

Palabras claves: Radicales libres**,** Sepsis bacteriana, infecciones, melatonina, bacterias Gram negativas, bacterias Gram positivas.

Abstract

To aim to describe the general concepts of free radicals, oxidative stress, oxidative damage and the evidence obtained *in vivo* and *in vitro* models on the potential use of melatonin in different bacterial infections (Gram positive and Gram negative) and the sepsis development, we performed a qualitative systematic review with information validation criteria, using seven search engines metasearch, engines, and databases: Google Scholar, WebMD, Trip, Medscape, PubMed, NICE and Scielo, which resulted in the recovery of 380,792 documents using a combination of keywords in English and Spanish and the use of Boolean operators: AND, OR or NOT. The complexity of the pathophysiology bacterial infections different and sepsis, allowed us to infer that there is a crosstalk between oxidative stress, oxidative damage, antioxidant activity, innate immunity and mitochondria. The analysis of the evidence allowed us to point out that melatonin acts as an anti-inflammatory through the pathways of the Nuclear Factor Kappa Beta and the NLRP3 inflammasome; in addition to its properties as a scavenger of free radicals derived from oxygen and nitrogen, its role in protecting mitochondria in mitophagy, among other properties. Melatonin is an excellent alternative to mitigate, reduce and combat infections and its potential use as an antibiotic and as an adjuvant in sepsis has been proposed.

Key words: Free radicals, bacterial sepsis, infections, melatonin, Gram negative bacteria, Gram positive bacteria

Introducción

Un radical libre es un átomo o molécula con un electrón no apareado en su último orbital. A pesar que el oxígeno molecular (O_2) posee dos electrones no apareados en dos orbitales distintos no se le considera un radical libre (1-2). El O_2 es un elemento que presenta un perfil con doble efecto fisiológico: posee un papel crucial para el desarrollo de la vida aerobia (oxidación de biomoléculas acoplada a la cadena de transporte mitocondrial) y en segundo lugar posee efectos tóxicos inherentes a su estructura. Del oxígeno se derivan moléculas inestables denominadas radicales libres que pueden causar daño a nivel celular, cuando se pierde el equilibrio entre dichas moléculas y el sistema de defensa antioxidante que poseen los seres vivos, generando así lo que se denomina estrés oxidativo (3).

Una de las moléculas más versátiles y útiles en infecciones por bacterias, virus, parásitos y hongos es la melatonina (N-acetil-5-metoxitriptamina) (MEL) (1-2, 4-8). De igual manera MEL es utilizada como coadyuvante o con propósitos terapéuticos en enfermedades como la enfermedad de Alzheimer (neurodegenerativa), artritis reumatoide, diabetes mellitus tipo dos, cáncer, insuficiencia renal, dolor crónico, depresión y para la sedación de pacientes en unidad de cuidados intensivos (UCI). Con la reciente pandemia de la COVID-19, gran cantidad de trabajos se realizaron señalando las bondades de la indolamina para mitigar, palear, aminorar la insuficiencia de múltiples órganos y la tormenta de citocinas en pacientes críticos infectados por el coronavirus SARS-CoV-2 (7, 9).

Los efectos de MEL son dependiente e independientes de su interacción con receptores, los cuales son altamente conservados en la escala evolutiva desde organismos eucariotas sencillos como *Trypanosoma cruzi* (10) hasta mamíferos, incluyendo al ser humano. Otro aspecto interesante de la MEL con propósitos terapéuticos es que a concentraciones fisiológicas controlan los ritmos circadianos, una función cronobiológica muy bien establecida. A concentraciones de 3 mg/día ayuda con los problemas de conciliar el sueño en población adulta; pero a concentraciones mayores se sabe que actúa como inmunomodulador, antiinflamatorio, es capturador de radicales libres de oxígeno (ROS) y de nitrógeno (NOS), además posee una cascada de metabolitos secundarios con potencial antioxidante que se forman en su síntesis a partir de triptófano y que actúan de igual manera contra tóxicos como el paraquat que genera radicales libres por un mecanismo de igual manera en cascada, esto último ha sido validado en el modelo de mosca de la fruta *Drosophila melanogaster* (11). La interacción de MEL con el anión superóxido ($O_2^{\cdot -}$) o el radical hidroxilo ($OH^{\cdot}$), genera metabolitos intermediarios con capacidad antioxidante. Su efecto genómico reside en la regulación de la expresión proteica y de las actividades de las enzimas antioxidantes: glutatión peroxidasa (GSH-Px), superóxido dismutasa (SOD) y catalasa (CAT) también contribuyen a su capacidad antioxidante (12).

Todo diagnóstico implica tres etapas que se complementan entre sí, los aspectos epidemiológicos, los aspectos clínicos y las pruebas de laboratorio (éstas últimas incluyen tres etapas: preanalítica, analítica y postanalítica) para poder arribar a un diagnóstico confiable (13). En las infecciones bacterianas que conducen a la sepsis hay una característica importante: un cuadro inflamatorio que luego sale de control y genera lo que algunos autores denominan “**the continuum of sepsis**”, en otras palabras, este es el inicio de un **ciclo vicioso** entre infección – inflamación – bacteriemia – sepsis - síndrome de respuesta inflamatoria sistémica (SIRS) – sepsis severa (disfunción de órganos) – schock séptico – con un posible desenlace fatal (14).

El objetivo del presente libro es presentar una visión general de los radicales libres, estrés oxidativo, daño oxidativo, y relatar el papel propuesto para la MEL en las infecciones bacterianas que conducen a la sepsis y al shock séptico. Por otra parte mencionamos las posibles implicaciones terapéuticas derivadas de la interacción de la MEL con las rutas bioquímicas del factor nuclear Kappa Beta y del NLRP3 inflamasoma.

Materiales y métodos

En la búsqueda de la información documental se utilizaron combinaciones de palabras claves en español e inglés, con el uso de los operadores booleanos: AND, OR y NOT: “Oxidative stress, ROS, NOS, damage oxidative”, “Melatonina infecciones bacterianas”, “Melatonina sepsis”, “Melatonin bacterial infections”, “Melatonin bacterial infection sepsis”, “Melatonin infections”, “sepsis” para lo cual se emplearon un total de siete motores de búsqueda, metabuscadores, bases de datos: PubMed, Google scholar, Scielo, NICE (National Institute for Health and Care Excellence), Medscape, Trip y WebMD. Se obtuvo un total de 380.792 documentos, discriminados de mayor a menor cantidad, como sigue: Google Scholar (n = 363.100), WebMD (n = 16.320), Trip (n = 598), Medscape (n = 382), PubMed (n = 248), Scielo (n = 140), NICE (n = 4).

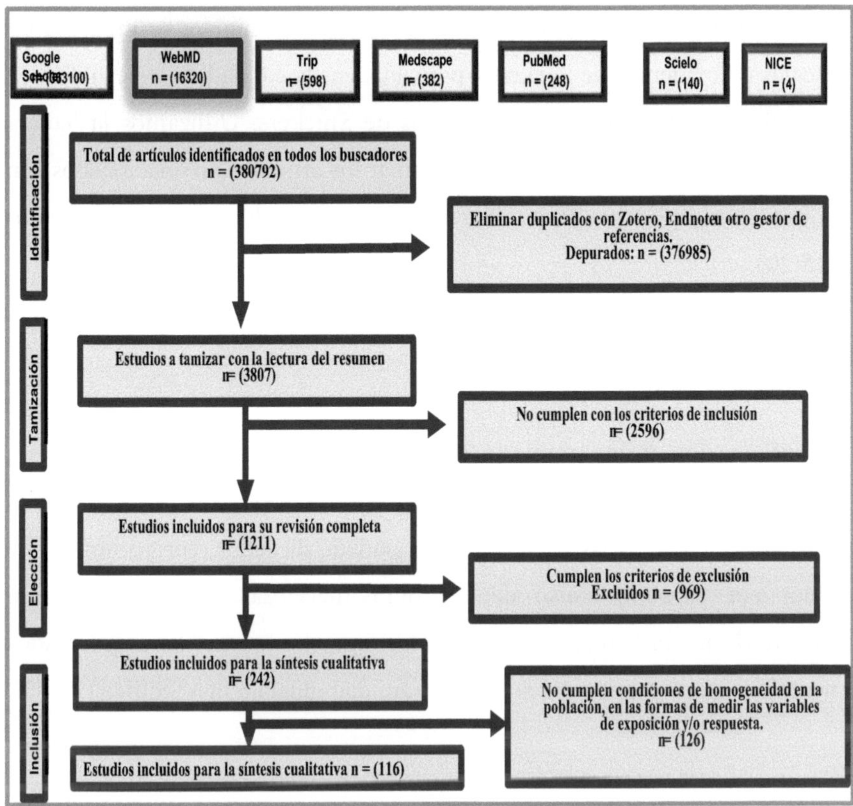

Figura 1. Flujograma PRISMA (Preferred Reporting Items for Systematic reviews and Meta-Analyses) para la identificación, tamizaje, elección e inclusión de la información documental. De los 242 artículos originales, revisiones y tesis doctorales, solo 116 trabajos fueron incluidos como referencias en el presente manuscrito.

En la figura 1 se muestra el flujograma PRISMA de la revisión documental realizada. Se seleccionaron estudios *in vivo* o *in vitro* que cumplieran con los siguientes criterios: a) estudios clínicos descriptivos, comparativos con grupo control, b) estudios analíticos de asignación aleatoria, y c) estudios en animales de experimentación, d) estudios realizados por el grupo del Dr. Russel Reiter, e) estudios realizados por el grupo de la Universidad de Granada, dirigidos por el Dr. Darío Acuña Castroviejo, f) artículos de revisión, g) artículos realizados por los autores del presente manuscrito.

Para evaluar la calidad metodológica de los estudios clínicos se utilizaron las escalas de evidencia de Sackett y para analizar la calidad de los estudios en animales se utilizó la lista de criterios de Sniekers. Utilizamos la lectura rápida de títulos y resúmenes para eliminar los artículos no relacionados con el esquema expositivo propuesto, eliminando más del 99% de los trabajos (15-20).

"The continuum of sepsis"

La inflamación es una respuesta innata de los mamíferos, caracterizada por edema, aumento de la temperatura local en el sitio de ingreso de un patógeno, de particular interés las bacterias, acompañado de rubor (enrojecimiento) y dolor por el compromiso de las fibras nerviosas. Este proceso está caracterizado por la migración de células fagocíticas como los segmentados neutrófilos, una primera línea de la inmunidad innata o inespecífica (21-23).

Si la presencia de la infección es confirmada por un hemocultivo, estaremos frente a una **bacteriemia**, que puede ser consecuencia de la migración generalmente de una bacteria Gram negativa o Gram positiva hacia órganos distantes al sitio de ingreso del mismo. Ante la sospecha de una infección complicada y documentada clínicamente o microbiológicamente, consistente o no con el SIRS o cualquiera de los siguientes criterios o variables generales, que incluyen: alteración del estado mental del paciente, edema significativo o balance hídrico positivo (mayor a 20 mL/Kg en 24 horas), hiperglicemia (glucosa en sangre mayor a 120 mg/dL) en ausencia de diabetes. De igual manera si se presentan variables inflamatorias como: cuenta de leucocitos mayor de 12.000 o menores de 4.000 e incluso recuento dentro de los parámetros normales, pero con 10% de formas inmaduras, niveles de Proteína C Reactiva (PCR) mayor a dos veces el valor normal y uno de los marcadores más útiles para el seguimiento de los pacientes sépticos la **procalcitonina** mayor a dos veces el valor normal suelen ser criterios para definir la **sepsis**. Otros hallazgos clínicos y de laboratorio incluyen una saturación de sangre venosa mixta PO_2 mayor a 70%, índice cardiaco mayor de 3,5 L/min. Estas tres primeras etapas describen el espectro clínico de la sepsis desde una infección, seguido de una bacteriemia (confirmada por hemocultivo) hasta el establecimiento *per se* de la misma, que puede ser resultado de la infección por el microorganismo o bien por la liberación de factores de virulencia consistentes con toxinas o componentes de la pared celular de bacterias Gram negativas como el lipopolisacárido (LPS) (14). Este proceso no queda allí porque las siguientes fases describen la continuidad de un proceso que puede comprometer la vida del paciente, hasta un desenlace mortal (24).

De acuerdo a la Organización Mundial de la Salud (OMS) "la **sepsis** es una afección potencialmente mortal que se produce cuando el sistema inmunitario del organismo reacciona de manera extrema a una infección, provocando una disfunción orgánica" (25-26).

Clínicamente existe el SIRS con signos y síntomas como: fiebre superior a los 38,3 °C o menor a 36 °C, frecuencia cardiaca mayor a 90 latidos por minuto, frecuencia respiratoria mayor a 20 respiraciones por minuto, presión parcial de dióxido de carbono PCO_2 menor a 32 mmHg. Con respecto a la cuenta de glóbulos blancos se siguen los mismos criterios anteriormente descritos. El SIRS aparece en: **sepsis**, pancreatitis agudas graves, quemaduras que comprometen áreas extensas del cuerpo humano, politraumatismos, síndrome post cirugía cardiaca, vasculitis sistémicas, necrosis tisulares extensas, enfermedades autoinmunes, síndrome antifosfolípidos primario (26-27).

El SIRS también puede ser secundario a una infección y para su definición se toman variables generales consistentes con: temperatura corporal superior a 38,3 ºC o inferior a los 36 ºC, frecuencia cardiaca mayor a 90 latidos por minuto, frecuencia respiratoria superior a 20 respiraciones por minuto, o PCO_2 menor a 32 mmHg (4,3 kPa), estado mental alterado, edema importante, hiperglicemia mayor a 140 mg/dL en ausencia de diabetes (16). La siguiente etapa es la **sepsis severa**, que sería el cuadro de sepsis asociado a la disfunción de órganos, hipotensión o hipoperfusión. Las variables clínicas de la disfunción de órganos incluyen: hipoxemia (PO_2 / FiO_2 menor a 300), oliguria aguda: diuresis menor 0,5 mL/Kg/h durante al menos 2 horas, creatinina mayor a 2 mg/dL, alteración de la coagulación consistente con un INR mayor a 1,5 / PTT mayor a los 60 segundos, trombocitopenia menor a 100.000 plaquetas, hiperbilirrubinemia mayor a 2 mg/dL. De igual manera se tomarán en cuenta variables de perfusión tisular como la hiperlactacidemia mayor a 2 mmol / APACHE II, y las variables hemodinámicas incluyen hipotensión arterial definida como TAsistólica menor a 90/ TAmedia menor a 70 y caída de la TAsistólica mayor a 40 mmHg. Se habla de una "sepsis severa de alto riesgo" cuando se asocia a fallo de dos o más órganos o presenta una puntuación APACHE-II de más de 24 puntos en las últimas 24 horas (14, 28).

La etapa final del proceso es el **schock séptico** caracterizado por una severa hipotensión Tas menor a 90 mmHg / TA media menor a 60 mmHg / caída de la TA sistólica menor a 40 mmHg, debido a que la sepsis persiste. El schock séptico es la manifestación más grave de una infección. En consecuencia, de lo antes expuesto la sepsis, definida como una respuesta inflamatoria sistémica del huésped frente al proceso infeccioso, y a la disfunción cardiaca asociada a ella, representan la principal causa de morbilidad y mortalidad en las UCI en los países desarrollados. Por lo tanto, la búsqueda de nuevas terapias antiinflamatorias nos obliga a conocer ¿qué mecanismos? son los responsables de una respuesta inflamatoria controlada y beneficiosa desde el punto de vista fisiológico, que se transforma en una condición patológica mortal para un paciente (14, 27-28).

En este sentido Hu *et al.*, en 2017 (29) proponen a la MEL como antibiótico porque se ha observado que en dosis que oscilan entre los 31,25 mg/mL hasta los 125 mg/mL inhiben el crecimiento microbiano, indicando que posee efectos antibacteriales frente a un amplio grupo de bacterias Gram negativas y Gram positivas que incluyen a: *Staphylococcus aureus* resistentes a meticilina (SARM), *Pseudomona aeruginosa* resistente a carbapenemas, *Acinetobacter baumannii*, *Helicobacter pylori*, *Klebsiella pneumoniae*, *Mycobacterium tuberculosis*, *Escherichia coli*, *Streptococcus pneumoniae*, y a la toxina de *Bacillus anthracis* (29). De igual manera MEL modula la expresión de genes de la ciclooxigenasa COX_2, bajo modula la expresión del factor nuclear kB (NF-kB) y del inflamasoma NLRP3, por lo cual podría ser potencialmente útil en infecciones, sepsis, SIRS, sepsis severa y el temido schock séptico (30).

Funciones biológicas de la MEL

Para ilustrar la mayoría de las funciones atribuidas hasta el presente a la MEL en el organismo de humanos, presentamos la figura 2. Destaca el hecho de su capacidad para atravesar membranas biológicas y llegar a virtualmente cualquier compartimiento del cuerpo (2, 4, 6-7).

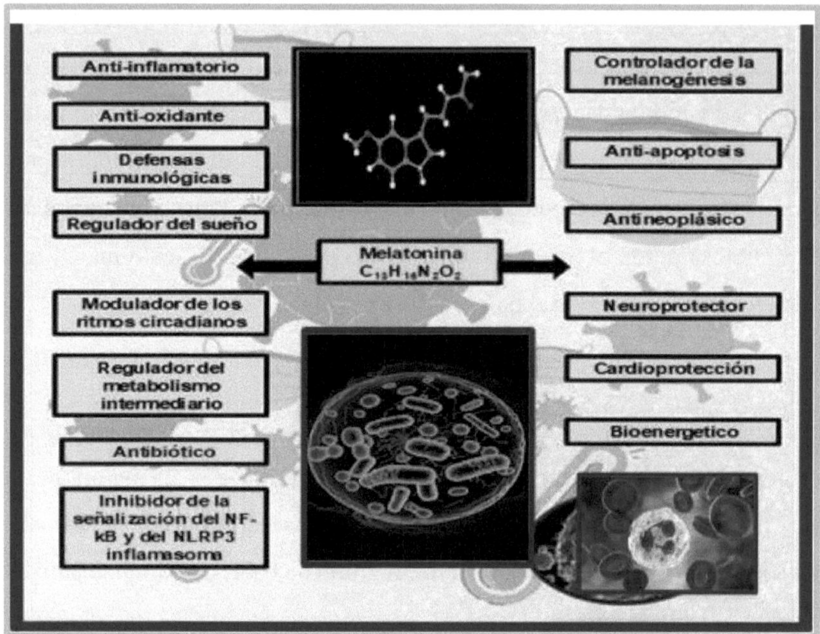

Figura 2. Características fisiológicas y propiedades de la MEL en los sistemas celulares.

Interacción con receptores. En el trabajo de Guerrero *et al.*, 2007 se señaló sobre la MEL "es un compuesto pleiotrópico con importantes propiedades cronobióticas" (31), lo que indica posee gran cantidad de funciones a concentraciones fisiológicas. La concentración intrapineal de la MEL varía entre 50 ng / gr durante el día a 40 pg / gr durante la noche, y la concentración plasmática posee una variación en un rango entre 100 y 200 pg / mL durante el pico máximo de la noche y entre 10-30 pg / mL durante el pico mínimo del día. La MEL regula los ritmos circadianos del sueño y la vigilia, los ritmos neuroendocrinos y también regula la temperatura corporal a través de su interacción con los receptores MT1 y MT2 (32). Aun cuando es ampliamente conocido el hecho que MEL difunde libremente a través de las membranas biológicas, su actividad también puede estar mediada por receptores (interacción ligando-receptor). Los receptores MEL: MT1 y MT2 se distinguen por el peculiar motivo de secuencia característica de la familia de las rodopsinas, constituido por siete hélices transmembranales, que están conectadas por tres segmentos de bucles intracelulares (designados como: ICL1, ICL2, ICL3) y tres bucles extracelulares (ECL1, ECL2, ECL3); con el extremo amino terminal ubicado en el lado extracelular y el extremo carboxilo terminal ubicado en el lado intracelular (2, 33).

El espectro de receptores de MEL en la membrana de la superficie celular incluyen: además de los receptores mencionados MT1 (Mel1a), MT2 (Mel1b), el receptor MT3 (Mel1c) (que se encuentran en anfibios, aves y peces) y también existen los receptores nucleares de la MEL, a saber, [RZR/ROR y NR1F2 (RZR/ROR)]. Se cree que la existencia de múltiples isoformas de los receptores para la MEL explicaría la regulación diferencial de la expresión de esta variedad de receptores en diferentes tejidos durante el desarrollo, y en los tejidos de adultos. Además, se han propuesto vías selectivas para la transducción de señales intracelulares (2, 32-38).

De igual manera se ha establecido tomando en cuenta las constantes de disociación (K_d) de la interacción de MEL con sus receptores, una afinidad diferencial: así hay sitios de alta afinidad MT1 y sitios de baja afinidad en

MT2. La activación de los receptores MT1, que son receptores acoplados a proteína G, conducen a una inhibición de la ciclasa del adenilato en las células diana. La activación de los receptores MT2, actualmente denominados MT3, conducen a hidrólisis de los fosfoinosítidos. El receptor MT3 se expresa en varias áreas del cerebro y se ha demostrado que es la enzima reductasa de quinona 2. Se han descrito dos subtipos del receptor MT1: Mel1a y Mel1b. Mel1a (o MT1) está codificado en el cromosoma humano n. º 4 (4q35.1) y consta de una secuencia final de 351 aminoácidos (32, 38-40).

Papel como antioxidante endógeno. MEL posee gran capacidad como depuradora de radicales libres de oxígeno y de nitrógeno sobre todo de aquellos como el radical hidroxilo y el anión superóxido que reaccionan rápidamente en el medio intracelular, y evita el daño a macromoléculas biológicas como carbohidratos, lípidos, proteínas y ácidos nucleicos lo cual previene o aminora el daño oxidativo *in vivo* (41). La síntesis de MEL se realiza en el núcleo supraquiasmático de la glándula pineal, para lo cual el sustrato de partida es el aminoácido triptófano sobre el cual actúa la enzima limitante de tasa metabólica de esta ruta: la triptófano hidroxilasa, que genera 5-hidroxitriptofano, luego mediante descarboxilación una enzima designada descarboxilasa L-aminoácido genera serotonina, le sigue a este paso la acción de una N-acetil transferasa convierte la serotonina en N-acetil serotonina y en el último paso otra enzima designada como hidroxiindol-O-metiltransferasa produce melatonina (41-42). MEL logra modular la expresión de las enzimas SOD y CAT en los seres humanos, lo cual potencia su efectividad como antioxidante endógeno, superando comparativamente a la vitamina C y a la vitamina E. De igual manera ha sido estudiado su potencial sinérgico con otros antioxidantes conocidos, con excelentes resultados (43). Existen resultados experimentales que respaldan lo anteriormente señalado: cuando se combina la MEL con la vitamina E, el glutatión o la vitamina C, los efectos protectores contra la peroxidación lipídica inducida por el hierro aumentaron drásticamente. Aunque la MEL se añadió en concentraciones muy bajas, aún mostró efectos sinérgicos con otros antioxidantes en ciertas concentraciones. Los resultados del grupo de Gitto *et al.*, (2001) proporcionan información útil en estos términos: el posible uso farmacológico de la combinación de MEL y antioxidantes clásicos para tratar afecciones relacionadas con los radicales libres (43).

MEL mitiga el daño por exposición a paraquat por ser capturador de radicales libres. Medina Leendertz *et al.*, en el año 2014 (11) en *Drosophila melanogaster* expuestas a paraquat demostraron que la administración de MEL a largo plazo mitiga el estrés oxidativo mediado por paraquat en las moscas. Para ello se utilizaron una concentración de 40 mM del paraquat (PQ) que fue administrado durante 36 horas. Tres grupos de animales se utilizaron después de la intoxicación con paraquat: PQ (expuestas a paraquat durante 36 h), PQ-MEL (expuestas durante 36 horas a PQ y luego tratadas con MEL [0,43 mM] por 12 días) y PQ-Control (mantenidas en medio estándar por 12 días). Se incluyeron dos grupos adicionales sin pre-intoxicación con PQ: Control (mantenido en medio estándar) y MEL (tratado con MEL por 12 días). Inmediatamente después de la intoxicación con PQ, las concentraciones de MDA, H_2O_2 y las actividades de la SOD y CAT se incrementaron significativamente con respecto al control. El tratamiento con la MEL extendió el tiempo de vida medio de los grupos PQ-MEL y MEL en comparación con sus correspondientes controles. La actividad motora disminuyó significativamente en las moscas de los grupos PQ-Control y PQ-MEL, lo que sugiere que el PQ afectó el sistema nervioso de las moscas (11).

Estrés oxidativo y daño oxidativo.

¿Cómo se genera el daño por radicales libres? Un radical libre es un átomo o molécula que contiene un electrón no apareado en su orbital exterior (1-2). Aun cuando el oxígeno molecular (O_2) posee un par de electrones no apareados en sus últimos dos orbitales, no se le considera un radical libre (1). En el caso del peróxido de hidrógeno *per se* tampoco es un radical libre, pero si es precursor de radicales libres que se forman a partir del H_2O_2. Las especies reactivas de oxígeno (ROS) incluyen: radical hidroxilo $^{\bullet}OH$, anión superóxido $O_2^{\bullet}$-, y los peróxidos lipídicos, como el radical peroxil lipídico $LOO^{\bullet}$, el oxígeno singulete o singlete $^1\Delta g\ O_2$ o también representado como $^1O_2$ se le considera como una especie de oxígeno fotoexcitada. Por su parte las especies reactivas de nitrógeno (RNS) incluyen a las especies derivadas del óxido nítrico ($^{\bullet}NO$) como el peroxinitrito $ONOO^-$ y el nitrosoperoxicarbonato $ONOOCO_2^-$ (1-2). El O_2 posee la capacidad de reaccionar rápidamente con la mayoría de los radicales y esto causa daño a las macromoléculas importantes de las células (1).

Entonces, ¿Por qué se generan los radicales libres en el entorno celular si son dañinos y altamente reactivos? Para dar respuesta a esta interrogante prestemos atención al complejo nicotinamida adenina dinucleótido fosfato (NADPH) oxidasa que se encuentra en los segmentados neutrófilos y los macrófagos tisulares, donde la actividad de esta enzima genera como productos H_2O_2 y anión superóxido $O_2^{\bullet}$- (el anión superóxido es generado por la reacción de Fenton o por la reacción de Weiss), responsables de aniquilar patógenos como las bacterias durante el denominado "Burst" o estallido respiratorio o crisis respiratoria. Debemos recordar que tanto los segmentados neutrófilos como los macrófagos realizan esta función efectora como células de la respuesta inmune innata; sin embargo los macrófagos son células presentadoras de antígeno que colaboran con la respuesta inmune adaptativa (44-46). Esta sería la función fisiológica que cumplen estas ROS.

Dentro de las vacuolas fagocíticas también existe la enzima mieloperoxidasa que favorece la clorinación de patógenos en éstas vacuolas (1). La resistencia inespecífica representa una parte esencial de la respuesta inmune del huésped. El sistema mononuclear fagocítico, que forma parte de los mecanismos efectores de la resistencia innata, está involucrado en numerosos eventos homeostáticos, inflamatorios e inmunológicos. Los fagocitos mononucleares (monocitos, macrófagos), integrantes de este sistema, tienen destacada participación en las principales funciones de los organismos multicelulares, como el ser humano. Su interacción temprana con los patógenos, mediante el reconocimiento de los denominados patrones moleculares asociados a patógenos determina el curso de la infección. Las bacterias que pueden resistir la muerte intracelular, sobrevivir y multiplicarse dentro de las células del sistema mononuclear fagocítico, son consideradas parásitos intracelulares, un ejemplo claro son las bacterias pertenecientes al género *Brucella* (47-48).

Pero: **¿Qué sucede si existe un defecto o falla en el complejo NADPH oxidasa en los seres humanos?** Se presenta una enfermedad denominada enfermedad granulomatosa crónica. Podemos definir a esta entidad nosológica como "una inmunodeficiencia primaria caracterizada por una susceptibilidad elevada a sufrir infecciones por ciertos agentes fúngicos y bacterianos, debido a la incapacidad en la activación del estallido respiratorio en los leucocitos fagocíticos". El grupo dirigido por las doctoras Lisbeth Berrueta Carrillo y Siham Salmen Halabi del Instituto de Inmunología Clínica de la Universidad de Los Andes (IDIC-ULA), en Mérida, Venezuela se han dedicado desde el año 1999 al estudio de esta enfermedad en pacientes venezolanos. Al respecto las autoras señalan: "La ausencia de producción de superóxido es secundaria a un defecto en la activación del complejo enzimático NADPH-oxidasa, debido a mutaciones en cualquiera de sus componentes, tanto los que se encuentran en la membrana (gp91phox y p22phox) como los ubicados en el citosol (p47phox y su activación y debe interactuar con NADPH, para producir superóxido y subsecuentemente otros productos con actividad microbicida). La enfermedad granulomatosa crónica es una enfermedad hereditaria de frecuencia variable en el mundo, con dos formas de transmisión, ligada al cromosoma X y autosómica recesiva. Las ligadas al cromosoma X son las más frecuentes y se caracterizan por mutaciones en gp91phox, mientras que las autosómicas se asocian a mutaciones p22phox (49).

Salmen *et al.*, en el año 1999 (49) demostraron la presencia de una mutación autosómica recesiva en el gen NCF2 que codifica para $p67^{phox}$ y genera alteración en la producción de superóxido, en varios miembros de un grupo familiar procedente de la región de Piñango, estado Mérida, en los Andes venezolanos. Los pacientes fueron tres varones de 4 años, 10 años y 13años de edad, provenientes de una misma familia, quienes iniciaron su enfermedad con neumonía e insuficiencia respiratoria, uno de ellos, de 4 años, murió en una población distante, los otros dos ingresaron a la unidad de cuidados intensivos del Hospital Universitario de Los Andes, uno de ellos (10 años de edad), cursó además con un absceso tiroideo causado por *Nocardia* sp. y falleció por insuficiencia respiratoria. El otro paciente de 14 años sobrevivió. El estudio del árbol genealógico reveló la existencia de consanguinidad múltiple con un coeficiente de (F) de 0,012, adicionalmente con los ensayos de producción del anión superóxido permitieron en conjunto el diagnóstico de esta enfermedad (49).

Otros aspectos de gran interés se desprenden de la simple reducción del oxígeno molecular hasta agua, un proceso fisiológico. En este hay una reducción secuencial del O_2 hasta H_2O, en la cual participan 4 electrones (partículas con cargas negativas). La primera reacción donde participa el primer electrón genera anión superóxido $O_2^{\bullet}$- (un radical libre), con el siguiente electrón y la participación de dos protones (partículas con carga positiva) se genera el peróxido de hidrógeno H_2O_2 (el cual ya señalamos como precursor de radicales libres). Con el tercer electrón se genera uno de los más potentes radicales libres el radical hidroxilo ($^{\bullet}OH$) y este intermediario en presencia del cuarto electrón forma agua. Como podemos inferir en este juego de sustratos y productos, el interjuego de cargas positivas y negativas en un alto porcentaje 98% se encarga de generar el ATP que todas las células necesitan utilizando una molécula de glucosa y oxígeno se obtienen entre 30 a 32 moléculas de ATP por mol de glucosa. Ese 2% restante genera envejecimiento celular por estrés oxidativo y daño oxidativo a las biomoléculas: carbohidratos, lípidos, proteínas y los ácidos nucleicos ADN y ARN (1, 50-53).

Otros factores como la radiación ultra violeta causa la ruptura hemolítica del enlace oxígeno-oxígeno para formar $^{\bullet}OH$. Por la reacción de Fenton los iones metálicos Fe^{2+}, Fe^{3+}, Cu^{+} reaccionan con el H_2O_2 para generar más radicales $^{\bullet}OH$. El radical hidroxilo es el más activo de todos los radicales libres y posee una acción rápida en el orden de 10^{-9} segundos (1-2, 554-56).

El organismo humano aeróbico se defienden así mismo de los efectos nocivos de los ROS y NOS a partir de mecanismos enzimáticos y no enzimáticos. Es decir, posee un conjunto de enzimas que son consideradas como antioxidantes endógenos: catalasa, peroxidasa y la glutatión reductasa; el segundo grupo incluye antioxidantes de bajo peso molecular: vitamina E, vitamina C, glutatión, ubiquinonas y betacarotenos; y el último grupo son mecanismos adaptativos que generan la expresión de genes antioxidantes (1-2).

Hasta ahora hemos subrayado la importancia de señalar que a ese desbalance entre los niveles de antioxidantes y de los prooxidantes a favor de los prooxidantes, lo referimos como **estrés oxidativo**. Por **prooxidante** señalamos a una especie que causa o promueve oxidación. Un **antioxidante** en contraposición es una molécula que inhibe la oxidación. Existen enfermedades que se relacionan por ejemplo a desnutrición como el Kwashiorkor asociada a deficiencia de proteínas (por dieta) en niños que cursan con bajos niveles de glutatión y altos niveles de hierro (1). Los signos de Kwashiorkor incluyen distención abdominal, coloración rojiza del cabello y despigmentación de la piel. El abdomen abombado es debido a ascitis o retención de líquidos en la cavidad abdominal por ausencia de proteínas en la sangre y favorece el flujo de agua hacia el abdomen (57-60).

Una de las consecuencias del estrés oxidativo implica la in juria celular por daño a sus elementos constitutivos: ADN, lípidos y proteínas, lo que define al **daño oxidativo**. Existen los denominados biomarcadores de daño oxidativos: en el caso de las proteínas se pueden cuantificar los niveles de proteínas carboniladas, en el caso de los lípidos los biomarcadores son: malondialdehído, 4-hidroxinonenal, para los ácidos nucleicos como el ADN, se pueden determinar los valores de 8-hidroxi-2'-desoxiguanosina (1-2).

¿Existen otros términos básicos relacionados al estrés oxidativo y al daño oxidativo? Desde el punto de vista físico químico podemos definir a la oxidación como la pérdida de electrones y la ganancia de protones; en contraposición una reducción la podemos definir como la ganancia de electrones o la pérdida de protones (61). Este juego de palabras define lo que las reacciones redox significan: la oxidación (catabolismo) y la reducción (anabolismo). Este interesante resaltar que este interjuego de cargas eléctricas (positivas y negativas) mantiene la vida en el planeta tierra, con ejemplos claros: como la fotosíntesis y la respiración celular aeróbica o anaeróbica. Por esto llamamos a los procesos catabólicos (glicólisis) como oxidaciones y a la fotosíntesis como biosíntesis reductoras a partir de la conversión de la energía contenida en los fotones del sol, hasta energía química almacenada en la síntesis de glucosa a partir de una molécula inorgánica como el dióxido de carbono y el NADPH, con liberación de O_2 al medio ambiente (62-64).

Si la capacidad de control de las sustancias por los sistemas antioxidantes endógenos como el glutatión reducido y de la CAT por citar solo dos ejemplos, es superada, cambia el balance redox a favor de la oxidación y se establece en el entorno celular el estrés oxidativo, que puede provocar grandes daños a células completas y a sus biomoléculas como: ácidos nucleicos, proteínas, polisacáridos y lípidos, como ya hemos señalado con anterioridad (1, 2).

Las infecciones bacterianas constituyen un grave problema de salud pública en todo el mundo. Dichas infecciones pueden deberse a bacterias Gram positivas como *Staphylococcus aureus*, *Streptococcus pneumoniae*, *Streptococcus* del grupo viridans (como el *Streptococcus mutans*, agente de caries dental) o bacterias Gram negativas como *Escherichia coli*, *Salmonella*, *Shigella*, *Pseudomona aeruginosa* y otros patógenos con propiedades tintoriales particulares como el *Mycobacterium tuberculosis* (65-66).

Los patógenos bacterianos poseen diferentes factores de virulencia que les permiten entre muchas otras cosas: evadir el sistema inmunológico del huésped (por variación antigénica o mimetismo molecular) y persistir dentro del huésped humano; además de la problemática de la resistencia creciente hacia los antimicrobianos. Esto dibuja sin lugar a dudas un panorama complejo; con consecuencias para la salud humana individual y colectiva, consistentes con un aumento de la morbilidad y la mortalidad por la propia infección, así como un mayor riesgo de diseminación de la enfermedad. La erradicación de las infecciones bacterianas persistentes es difícil y a menudo requiere tratamientos prolongados o repetidos con antibióticos (con un gran costo para el paciente, especialmente en los países pobres o en vías de desarrollo). Durante las infecciones persistentes, existe una población o subpoblación de bacterias que es refractaria a los antibióticos tradicionales, posiblemente en un estado no replicativo o metabólicamente alterado. En el año 2013, el trabajo de Schmidt Grant y Hung (67) destacó la importancia clínica de las infecciones persistentes y analizó los diferentes modelos *in vitro* utilizados para investigar la fisiopatología de las infecciones por bacterias durante las infecciones persistentes, centrándose específicamente en la necesidad de establecer una mayor protección contra el estrés oxidativo, como un elemento clave del estado fisiológico alterado en diferentes modelos *in vitro* e *in vivo* (67).

El estrés oxidativo en la sepsis. Durante la sepsis y la inflamación aguda, las células endoteliales experimentan múltiples modificaciones fenotípicas y funcionales que inicialmente son adaptativas pero que finalmente se vuelven dañinas, lo que lleva a una disfunción microvascular y una falla multiorgánica (68). En la sección introductoria del trabajo referíamos en detalle lo que denominados **ciclos viciosos** de la sepsis. La sepsis desequilibra la homeostasis redox hacia un estado prooxidante, caracterizado por un exceso de producción de ROS y RNS, disfunción mitocondrial y una ruptura de los sistemas antioxidantes endógenos. A cambio, el estrés oxidativo altera múltiples funciones de las células endoteliales y promueve un fenotipo proinflamatorio, procoagulante y proadhesivo. Sin lugar a dudas, esto induce un deterioro del glucocáliz (basamento celular), apoptosis, mitofagia, aumento de la permeabilidad y alteración de la vasorreactividad. Por lo anteriormente descrito, durante la sepsis, las células endoteliales, son a la vez una fuente significativa y uno de los principales objetivos del estrés oxidativo. Existe entonces, una respuesta multifacética adaptativa o desadaptativa del endotelio a la sepsis, con las consecuencias para la salud humana (tasa de mortalidad de hasta un 40%) y de los retos en materia de tratamiento quimioterapéutico (68).

P. aeruginosa es un patógeno ubicuo, oportunista, Gram negativo, que posee gran cantidad de factores de virulencia, entre los que cabe destacar sus pigmentos como la piocianina. *P. aeruginosa* origina gran cantidad de infecciones humanas como la otitis externa, foliculitis, ectima gangrenosa, infecciones oculares, neumonía intrahospitalaria grave, entre muchas otras. Una característica particular de su repertorio proteico es que alberga las tres clases de ribonucleótido reductasas que existen (I, II y III), lo que aumenta su versatilidad metabólica. Durante una infección, P. *aeruginosa* puede formar una especie de biopelícula para protegerse de las defensas inmunitarias del huésped, como la producción de ROS por parte de los macrófagos. Una de las conclusiones importantes del trabajo Rubio-Canalejas *et al.*, 2023 (69) es que las ribonucleótido reductasas de clase II podrían considerarse excelentes objetivos antibacterianos a explorar para combatir las infecciones por *P. aeruginosa* (69), lo que subraya por una parte lo importante de los mecanismos prooxidativos del ser humano para combatir a este patógeno y por la otra, señala alternativas terapéuticas distintas para contrarrestar las infecciones bacterianas.

Inmunidad innata

El sistema inmune de los seres humanos se divide en mecanismos innatos y mecanismos específicos o adaptativos. Ambas ramas trabajan de manera coordinada para eliminar patógenos como bacterias, parásitos, virus y hongos. La inmunidad innata constituye la primera línea de defensa frente a los microorganismos infecciosos, como las bacterias. El sistema inmune innato necesita de receptores de reconocimiento de patrones codificados en la línea germinal de los mamíferos (PRRs) para el reconocimiento de substancias o motivos moleculares derivados de los patógenos. La activación de la inmunidad innata a partir de estos receptores permite la expresión de un amplio repertorio de moléculas efectoras antimicrobianas que atacan a los microorganismos a diferentes niveles, algunas de estas moléculas incluyen: proteínas de fase aguda como la proteína C reactiva (RCP), sistema de complemento que actúa a maneras de porinas sobre la membrana plasmática de los patógenos, la producción de células fagocíticas como los segmentados neutrófilos, eosinófilos, macrófagos, factores solubles como las citocinas, entre otros. El sistema inmune innato apareció temprano durante la evolución y los mecanismos de reconocimiento y de activación de dicha respuesta están altamente conservados, incluso en insectos modelos para investigación científica como la *D. melanogaster* (70-71).

Dentro de los patógenos bacterianos uno que ocupa los primeros lugares en importancia clínica a escala global es *S. aureus*, este Gram-positivo es muy común, y las infecciones asociadas a este juegan un papel extremadamente importante en una vasta variedad de enfermedades (**sepsis**, impétigo, neumonía, infecciones de heridas posquirúrgicas, síndrome de piel escaldada estafilocócica, dermatitis atópica, entre otros). *S. aureus* puede secretar una variedad de enterotoxinas y otras toxinas para desencadenar respuestas inflamatorias y activar células inflamatorias, como queratinocitos, células T ayudadoras, células linfoides innatas, macrófagos, células dendríticas, mastocitos, neutrófilos, eosinófilos y basófilos. Las células inflamatorias activadas pueden expresar varias citocinas e inducir una respuesta inflamatoria. El *S. aureus* también puede inducir la destrucción de la célula huésped a través de piroptosis, apoptosis, necroptosis, autofagia (72). De este trabajo se puede extraer claramente la importancia de los mecanismos de la inmunidad innata que el cuerpo humano produce para defenderse de un patógeno con un arsenal con multiplicidad de factores de virulencia.

Factor nuclear kB

El instituto nacional del Cáncer en los Estados Unidos de Norteamérica define al NF-kB de la siguiente manera: "Grupo de proteínas que ayudan a controlar muchas funciones en la célula, como su crecimiento y su supervivencia. Estas proteínas también controlan las respuestas inmunitarias e inflamatorias. El factor nuclear kappa B puede ser hiperactivo o encontrarse en cantidades mayor a lo normal en algunos tipos de células cancerosas. Esto puede conllevar al crecimiento de las mismas. Las concentraciones altas o la activación excesiva del factor nuclear kappa B pueden producir trastornos inflamatorios, como el asma y la colitis ulcerativa, y trastornos autoinmunitarios como la artritis reumatoide. También se le denomina como: NF-kappa B y NF-kB" (73). En la figura 3 presentamos un esquema que muestra el papel fisiológico del NF-kB en humanos y su papel durante la sepsis (74).

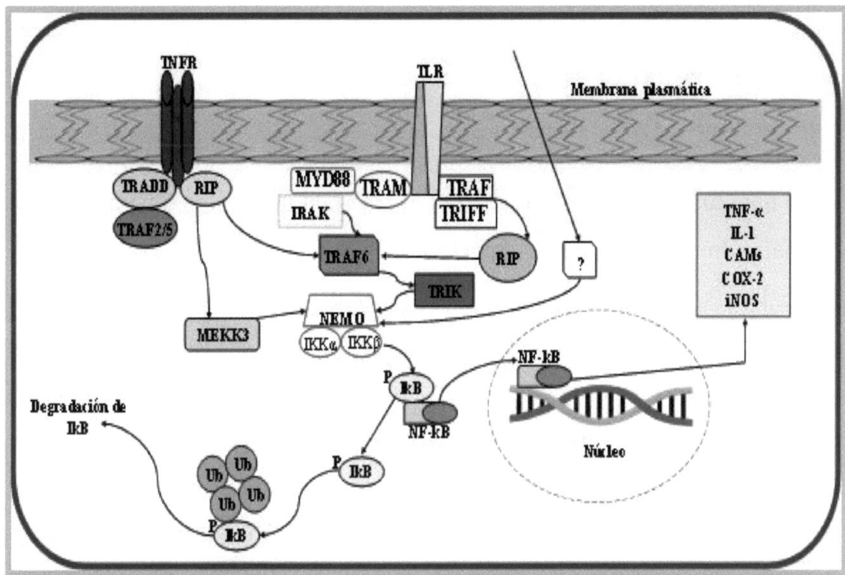

Figura 3. Papel fisiológico del Factor Nuclear kappa beta (NF-kB) y mecanismo de acción durante la sepsis. El factor nuclear κB (NF-κB) es un dímero constituido por proteínas de la familia Rel. El NF-κB se encuentra en el citoplasma unido a proteínas inhibidoras (IkB). Las IkB son fosforiladas por diferentes cinasas que hacen parte del signalosoma como las cinasas de IKKα e IKKP y el modulador esencial de NF-κB (NEMO), la proteína cinasa activadora de mitosis (MAPK o p38) y la cinasa inductora de NF-κB (NIK). Estas cinasas al ser activadas por señales dependientes de citocinas y luz ultravioleta, fosforilan las IkB provocando su ubiquitinación, su degradación por proteosoma y la subsecuente liberación y translocación al núcleo de NF-κB. Recientemente se le ha dado una gran importancia al NF-kB en la vía de señalización desencadenada por estrés oxidativo, estrés genotóxico y daño en el DNA. La sobreactivación de NF-κB se relaciona con inflamación y cáncer (74). En la sepsis ocurre una sobreactivación de la inflamación, la cual es potenciada por la IL-1beta, lo cual genera un ciclo vicioso que puede comprometer la vida del paciente.

La hipótesis para realizar la presente revisión planteó que si MEL ha sido utilizada en procesos donde la inmunidad innata, el estrés oxidativo, el daño a las mitocondrias, el daño oxidativo a biomoléculas juegan un papel importante como por ejemplo en el cáncer, las enfermedades autoinmunes, la hipertensión arterial, diabetes mellitus, entre muchas otras; entonces, MEL podría coadyuvar también en infecciones bacterianas y sepsis. Previamente recopilamos información sobre el uso de MEL en infecciones bacterianas, virales y por parásitos (1-2).

En el año 2024 el grupo de Lisboa *et al.*, (75) en el modelo de hipertensión arterial pulmonar evaluaron el papel de la MEL sobre el estrés oxidativo y sobre la vía inflamatoria TLR4/NF-kβ en el ventrículo de ratas Wistar macho, divididas en varios grupos de trabajo, entre controles y grupos de prueba. El grupo tratado con monocrotalina más MEL recibió 10 mg/kg/día de la indolamina por sonda durante 21 días. Los principales hallazgos fueron que la administración de MEL atenuó la reducción en la función del ventrículo derecho inducida por monocrotalina. De igual manera, la MEL previno la reducción del área diastólica del ventrículo derecho causada por hipertensión arterial pulmonar y los animales tratados con MEL no mostraron un aumento en los niveles de ROS o en la expresión del NF-kβ. Estos resultados demostraron por vez primera un efecto positivo de la MEL en la vía TLR4/NF-kβ en el ventrículo derecho de ratas con hipertensión arterial pulmonar (75).

Inflamasoma NLRP3

Otras de las vías involucradas en el papel protector de la MEL en las infecciones bacterianas y la sepsis es el inflamasoma NLRP3. Pero ¿Qué función cumple esta vía? Existen grandes complejos supramoleculares que contienen receptores de reconocimiento de patrones, indispensables en la inmunidad innata. La activación y el ensamblaje de dichos receptores en grandes complejos proteicos (por ejemplo, los denominados inflamasomas), son los encargados de iniciar las cascadas de señalización que permiten la liberación de citocinas, quimiocinas, así como el reclutamiento de células inmunes en el tejido dañado (76-77). El inflamasoma NLRP3 es el mejor caracterizado de estos complejos multiproteicos; contiene repeticiones ricas en leucina en su extremo amino (N-terminal), un dominio de unión a nucleótidos central altamente conservado (NACHT por sus siglas en inglés, también conocido como dominio de oligomerización de nucleótidos o NOD) y un dominio PYD en su extremo carboxilo C-terminal. Este receptor es el receptor de reconocimiento de patrones más importante involucrado en el ensamblaje y activación del inflamasoma (78-81).

La figura 4 presenta una representación esquemática de la función biológica del inflamasoma NLRP3 y su compromiso durante la sepsis (78, 81-82). En la sección introductoria del trabajo esbozamos un panorama del proceso de infección y sepsis, los mecanismos fisiopatológicos son muy complejos y extensos, su comprensión y la búsqueda de nuevas dianas moleculares constituyen una preocupación constante en la práctica médica mundial. El grupo de Danielski *et al.*, en 2020 (83) señalaron que la exacerbación de la respuesta inflamatoria provoca estrés oxidativo, alteraciones en la dinámica energética mitocondrial y fallo multiorgánico. Algunos estudios han destacado el importante papel del inflamasoma NLRP3 en la sepsis.

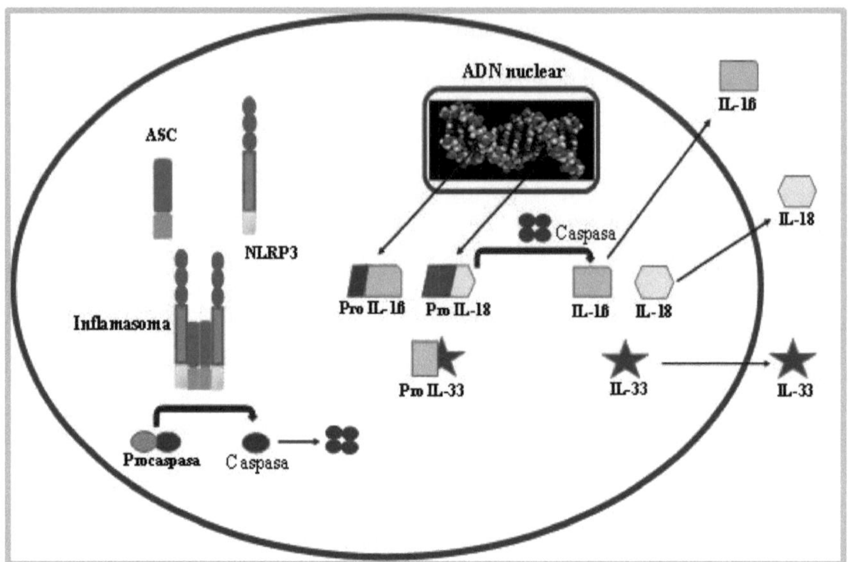

Figura 4. Papel biológico del inflamasoma NLRP3 y mecanismo de su compromiso durante la sepsis. Tomado y modificado de Buelvas Jiménez *et al.*, 2014 (78); Vielma Guevara y Buelvas Jiménez, 2021 (81). Los complejos macromoleculares denominados inflamasomas están constituidos por un receptor NOD (NLR), un receptor de AIM2 (ausente en melanoma 2) el ALR, la proteína tipo punto asociada a apoptosis (ASC) y la procaspasa-1, los cuales pueden ser activados por variación en la concentración iónica y de ATP intracelular y extracelular, por desestabilización del fagolisosoma, por internalización de cristales insolubles y por mecanismos de oxidoreducción, lo cual permitirá la activación de la plataforma molecular y el consiguiente procesamiento de las prointerleuquinas inflamatorias a sus formas activas. En la actualidad existen dos nodos de señalización utilizados por los inflamasomas: la vía canónica y la vía no canónica para generar respuestas efectoras. Datos experimentales vinculan al inflamasoma NLRP3, la IL-1b y a la IL-18, en el desarrollo y evolución de enfermedades tales como: ateroesclerosis, diabetes tipo II, hiperhomocisteinemia, gota, malaria e hipertensión arterial e identificaron esta cascada, como un blanco quimioterapéutico ideal para la prevención de estas patologías (82). En la sepsis el desbalance inflamatorio es favorecido principalmente por la IL-1beta, la IL-18 y la IL-33, siendo está vía y la del NF-kB los principales blancos de acción de la MEL durante la sepsis.

Melatonina y su utilidad en infecciones y sepsis bacterianas

El efecto observado en modelos experimentales sobre la efectividad de la MEL en las infecciones bacterianas se presenta en la tabla 1 (84-92) y los efectos de la MEL en los diferentes modelos de sepsis: historia natural de la enfermedad en seres humanos, punción por ligadura cecal, administración de lipopolisacárido (LPS), entre otros se muestran en la tabla 2 (93-99).

Tabla 1. Efecto de la MEL en infecciones por bacterias Gram negativas y Gram positivas

Modelo	Dosis de MEL	Objetivo planteado	Observaciones	Referencia
Cepas de *Escherichia coli* y *Staphylococcus aureus*	Liberación controlada de MEL	Sintetizar hidroxiapatita mesoporosa antibacteriana sustituida con nanopartículas de zinc y galio utilizando un sencillo método sol-gel.	Las nanopartículas mesoporosas resultantes se aplican para la liberación controlada de MEL. Las nanopartículas modificadas con zinc y galio exhiben un rendimiento antibacteriano altamente efectivo como lo refleja una reducción de viabilidad en las bacterias *Escherichia coli* y *Staphylococcus aureus*	84
Ratón destetado tratados con antibióticos y ratones destetados libres de gérmenes	0,2 mg/mL	Determinar si la MEL alivia el estrés del destete a través de la microbiota intestinal en un modelo de ratón destetado.	La MEL afecta el aumento de peso corporal, la morfología intestinal y la infección intestinal por *Escherichia coli* enterotoxigénica a través de la microbiota intestinal en ratones destetados.	85
Células epiteliales del intestino humano HCT116	1 µM	Conocer el papel funcional de MEL en la infección por *Vibrio vulnificus*	MEL inhibió la apoptosis inducida por la proteína recombinante VvhA(r).	86
Ratones	25 y 50 mg/Kg	Analizar el efecto de la MEL sobre la gastritis inducida por *Helicobacter pylori in vivo*	MEL alivia la gastritis inducida por *H. pylori* al regular la expresión de TGF-β1 y Foxp3 a través de las vías TLR2 y TLR4.	87
Ovejas	18 mg por animal, dos dosis día 0 y 21 postvacunación	Analizar el efecto de MEL como adyuvante en vacunas para ovejas infectadas con *Dichelobacter nodosus*	La MEL mejora la activación de las células T CD4^{+} y, por consiguiente, la respuesta inmunitaria humoral secundaria.	88

Cepas bacterianas de *Escherichia coli* (23 cepas diferentes), *Klebsiella pneumoniae* D120 (MCR-8) y *Salmonella enterica*.	1 mg/ml de MEL + 2 µg/mL de colistina solas o combinadas por 24 horas	Determinar la actividad sinérgica entre la MEL y los antibióticos contra patógenos Gram-negativos y Gram-positivos para MCR.	La combinación de colistina con MEL mejora la permeabilidad de la membrana externa bacteriana e inhibe el efecto de las bombas de eflujo. En tres modelos animales infectados por *E. coli* portadora de mcr-1, la MEL rescata drásticamente la eficacia de la colistina.	89
Ratones preexpuestos a diferentes fotoperiodos: fotoperiodo normal, fotoperiodo corto, y fotoperiodo largo.	10 mg/kg frente al reto con 5×10^6 cells/ml de *Staphylococcus aureus*	Evaluar el efecto de la administración de MEL en un modelo agudo de infección por *S. aureus.*	MEL indujo los siguientes cambios: disminución de los niveles de glutatión reducido y aumento de la actividad de la SOD, con una disminución concomitante del contenido de peroxidación lipídica y las actividades de CAT en el hígado, el cerebro y el bazo después de la administración de MEL exógena.	90
Ratones preexpuestos a diferentes fotoperiodos: fotoperiodo normal, fotoperiodo corto, y fotoperiodo largo.	10 mg/kg frente al reto con 2.5×10^7 UFC/ml *Escherichia coli*	Evaluar el efecto de la administración de MEL en un modelo agudo de infección por *E. coli*	Las variaciones fotoperiódicas en los marcadores de estrés inflamatorio y oxidativo podrían estar correlacionadas con los niveles séricos de MEL y corticosterona.	90
Conejos	1,67 mg/Kg/h	Determinar los posibles efectos antiinflamatorios y neuroprotectivos de MEL en dos modelos de meningitis en conejos.	La terapia con MEL tuvo efectos antiinflamatorios pero no redujo la lesión neuronal ni en un modelo de conejo de meningitis por *Streptococcus pneumoniae* (Gram positivo) ni por *Escherichia coli* (Gram negativo).	91
Seres humanos	4 mg/día: 1 mg/mañana y 3 mg/al acostarse	Evaluar el papel de la MEL en la dispepsia crónica en este grupo de mujeres postmenopáusicas y examinar el papel de la infección por *Helicobacter.*	La suplementación con MEL es útil en el tratamiento de la dispepsia asociada a *H. pylori*, particularmente en mujeres posmenopáusicas con niveles más bajos de esta indolamina.	92

MEL = melatonina. TLR2 = receptor similar a Toll 2. TLR4 = receptor similar a Toll 4. TGF-β1 = factor transformante de crecimiento beta 1. Foxp3 = factor de transcripción de la proteína P3 de la Forkhead box (caja de cabeza de tenedor). MCR = resistencia a la colistina movilizada. U.F.C = unidades formadoras de colonias. SOD = Superóxido dismutasa. CAT = catalasa.

Tabla 2. Efecto de la MEL en modelos de sepsis bacterianas

Modelo	Dosis de MEL exógena	Objetivo planteado	Observaciones	Referencia
Modelo de sepsis polimicrobiana inducida por punción de ligadura cecal en ratones	50 mg/Kg	Determinar cómo la MEL protege a los ratones de la sepsis polimicrobiana.	El tratamiento con MEL inhibió la inflamación del tejido periférico y el daño tisular en un modelo de sepsis polimicrobiana inducida por CLP, reduciendo en consecuencia la mortalidad de los ratones.	93
48 pacientes humanos	Ninguna	Determinar los mecanismos moleculares de los efectos de la MEL sobre SAKI	El nivel de MEL en plasma se correlacionó negativamente con el ADNmt urinario; no obstante, un nivel más alto de MEL plasmática resultó en un tiempo de recuperación más corto y menos daño mitocondrial en los riñones	94
Ratones C57BL/6 sépticos por punción de ligadura cecal. Modelo de células HK-2 tratadas con LPS	30 mg/Kg en ratones. 100 µM en el modelo celular	Determinar los mecanismos moleculares de los efectos de la MEL sobre la SAKI	El efecto protector de la MEL en la progresión de la SAKI depende de la activación de SIRT3, así como del flujo mitofágico. Desde el punto de vista mecanístico, la desacetilación del sitio TFAM-K154 a través de SIRT3 es indispensable para el flujo mitofágico potenciado por la MEL en la SAKI.	94
Ratones C57BL/6 sépticos por punción de ligadura cecal.	30 mg/kg/día	Verificar el efecto de la MEL sobre la mitofagia en un modelo murino de daño pulmonar agudo debido a sepsis inducida por ligadura cecal.	La MEL atenúa la lesión pulmonar aguda inducida por la sepsis al inhibir la mitofagia excesiva. Manipular la mitofagia con MEL ofrece alternativas terapéuticas potencial en el daño pulmonar inducido por la sepsis.	95

16 pacientes diagnosticados con sepsis severa	Ninguna	Investigar si la administración de genes cardíacos del receptor de la MEL mediada por la tecnología UTMD optimiza la eficacia de una dosis clínicamente equivalente de MEL en la miocardiopatía inducida por sepsis.	La concentración de MEL en pacientes sépticos era menos de un tercio del valor sérico en comparación a adultos clínicamente sanos en un rango de pg / mL.	96
Ratas Sprague-Dawley sépticas por punción de ligadura cecal y ratas sépticas por la administración de 25 mg/Kg de LPS.	Ninguna	Investigar si la administración de genes cardíacos del receptor de la MEL mediada por la tecnología UTMD optimiza la eficacia de una dosis clínicamente equivalente de MEL en la miocardiopatía inducida por sepsis.	La tinción con hematoxilina y eosina mostró que las fibras miocárdicas exhibieron hinchazón, desorganización y fractura 20 h después de la inducción de la sepsis con LPS o CLP. De igual manera se encontró una disminución del nivel de ARNm en el núcleo cardíaco RORα pero no en RORβ/γ o MT1/MT2 en ambos modelos de sepsis.	96
Modelo *in vitro* Células H9C2 tratadas con 0.25-4 µg/mL de LPS	50 µmol/L por día	Investigar si la administración de genes cardíacos del receptor de la MEL mediada por la tecnología UTMD optimiza la eficacia de una dosis clínicamente equivalente de MEL en la miocardiopatía inducida por sepsis.	Se logró verificar que el gen RORα, pero no la MEL, aumentó la expresión de RORα en las células H9C2, lo que sugiere que el uso de MEL podría no rescatar la disminución de RORα en la sepsis.	96
Modelo *in vitro*: hepatocitos de ratón AML12	1 µM de MEL durante 1 hora, seguido de exposició n a 25 µg/mL de	Estudiar los mecanismos protectores de la MEL en un modelo *in vitro* de lesión de hepatocitos inducida por sepsis.	El pretratamiento con MEL produjo una disminución significativa de los niveles de TNF-α e IL-6, de ROS intracelular y de MDA, junto con un aumento significativo de la actividad de SOD, de los niveles de ATP y de	97

	LPS durante 24 horas.		marcadores de mitofagia y de la biogénesis mitocondrial.	
Modelo *in vitro*:		Dilucidar el efecto del dominio intracelular de Notch1 (NICD) sobre la lesión de las células del endotelio vascular en la sepsis.	La MEL aumentó la expresión de USP8, manteniendo así la estabilidad de la señalización NICD y Notch, lo que en última instancia redujo la lesión de las células del endotelio vascular y elevó la tasa de supervivencia de los ratones sépticos.	98
Ratas Sprague-Dawley	10 mg/kg/día	Investigar los posibles mecanismos de neuroprotección de la MEL sobre el daño de la barrera hematoencefálica inducido por endotoxemia.	MEL recuperó el daño degenerativo de la sepsis al contribuir a la integridad de la barrera hematoencefálica y al disminuir la inflamación.	99

CLP = punción por ligadura cecal. SAKI = insuficiencia renal aguda inducida por la sepsis. ADNmt = ADN mitocondrial. LPS = lipopolisacárido. SIRT3 = Sirtuina 3. TFAM = factor de transcripción A mitocondrial. UTMD = Destrucción de microburbujas dirigida por ultrasonido. LPS = lipopolisacárido. pg = picogramos. Células HK-2 = línea celular derivada de las células tubulares proximales del riñón. RORα = receptor nuclear de melatonina alfa. MT1 = receptor de melatonina 1. MT2 = receptor de melatonina 2. Notch1 = proteína 1 homóloga a Notch del locus neurogénico. NICD = Dominio intracelular de Notch.

Mecanismos bioquímicos que explican la relación entre MEL y las infecciones bacterianas y la sepsis.

MEL inhibe la vía de señalización del NF-kB en el núcleo, potenciando su desacetilación en el residuo de lisina 310 mediada por la deacetilasa Sirtuina-1 (Sirt1). Además, mejora el estado redox celular y mantiene la homeostasis mitocondrial, propiedades que le permiten a la indolamina inhibir la activación del inflamasoma NLRP3 (30). ¿Cómo operan estos mecanismos para respaldar el uso potencial de MEL durante la sepsis? En las mitocondrias la interacción de MEL con el receptor ROR en el núcleo favorece la inhibición del inflamasoma NLRP3 y esto impide la maduración de la pro-IL1beta, pro-IL6 y la pro-IL33 favorecida en primera instancia por el factor nuclear kappa beta (NF-kB), lo cual posee un potencial antiinflamatorio por la disminución de la IL-1B, IL-6 y la IL-33. Además, el alcance antiinflamatorio es potenciado porque al disminuir los niveles de IL-1B, se inhibe la translocación del NF-kB hasta el núcleo para activar la transcripción de los genes que codifican para la pro-IL1, pro-IL6, pro-IL33, lo cual baja el ciclo vicioso inflamatorio en las sepsis bacterianas (30, 100).

Resistencia bacteriana a los antibióticos. La diseminación generalizada de genes de resistencia a los antibióticos (ARGs) entre bacterias es un problema grave y constituye una amenaza para la salud pública mundial, por lo que estrategias novedosas son necesarias a fin de minimizar los gastos por comorbilidad-mortalidad en seres humanos y animales de producción. En este sentido el grupo de Jia *et al.*, (2022) (101) señalaron que la MEL inhibe sustancialmente la transferencia horizontal del plásmido RP4-7 de una manera dosis dependiente. Además, la MEL también podría suprimir la frecuencia de conjugación de diferentes tipos de plásmidos que llevan el gen de resistencia a la colistina *mcr-1* en lugar de otros genes como bla_{NDM} o *tet(X)*. Adicionalmente este grupo logró demostrar que la adición de MEL redujo notablemente la permeabilidad de la membrana bacteriana e inhibió el estrés oxidativo. Lo más importante es que se logró dilucidar el principal mecanismo por el cual la MEL ejerció su efecto protector; esto fue la alteración de la fuerza protón motriz bacteriana, que es esencial para el metabolismo energético bacteriano y es importante para el proceso conjugativo, que media la resistencia a los antimicrobianos. En conjunto, estos resultados proporcionan implicaciones que algunos no antibióticos como la MEL son inhibidores efectivos de la transmisión de ARGs y plantean una estrategia prometedora para enfrentar las crecientes infecciones bacterianas resistentes a los antibióticos (101). Surge entonces la hipótesis siguiente: ¿Podría MEL ser considerado un antibiótico? o de manera análoga a lo que sucede en el desarrollo de vacunas ¿Considerarla solo como adyuvante? ¿Un agente sinérgico de algunos antibióticos? Las respuestas a estas interrogantes plantean debates muy interesantes y cambios de paradigmas en lo que al manejo de infecciones se refiere.

Efecto protector de MEL frente a la sepsis polimicrobiana. En cepas de ratones C57BL/6 de 6 a 10 semanas de edad, a los que le fue administrada una inyección de 50 mg/kg de MEL 30 minutos antes de la cirugía y 30 minutos después de la cirugía en un modelo de sepsis polimicrobiana (punción por ligadura cecal), el tratamiento con la indolamina inhibió la inflamación tisular periférica y el daño celular concomitante; en consecuencia, disminuyó la mortalidad de esta cepa de ratones. Se encontró que los macrófagos y neutrófilos expresan receptores de MEL. Después de la depleción de neutrófilos, la protección conferida por MEL frente a la infección polimicrobiana falló en los ratones; pero el tratamiento con MEL en ratones con depleción de macrófagos atenuó la mortalidad resultante de la sepsis polimicrobiana. Es decir, el efecto protector de MEL es dependiente principalmente debido al efecto antibacteriano de los segmentados neutrófilos (93), ver tabla 2.

MEL ejerce un rol protector frente a la mastitis bovina. Chen *et al.*, en el año 2022 (102) se propusieron verificar el efecto terapéutico de la MEL contra la bacteria Gram negativa S. *aureus in vitro* e *in vivo*, mediante un tamizaje de los microARNs (miRNAs) y los ARN mensajeros (mRNAs) expresados diferencialmente entre el control, y *S. aureus* y grupos MEL + *S. aureus* por secuenciación de alto rendimiento. Se logró la identificación de miR-16b y YAP1, que exhibieron expresión 1,95 veces aumentada y 1,05 veces disminuida, respectivamente. Además, estudios epigenéticos mostraron que *S. aureus* inhibió la expresión de miR-16b por metilación (aumento de la expresión de DNMT1). El conjunto de los resultados experimentales indicó que la MEL inhibe la inflamación inducida por *S. aureus* a través de la regulación mediada por microRNA-16b/YAP1, y estos hallazgos podrían proporcionar una nueva estrategia para la prevención de la mastitis bovina, facilitando estudios adicionales sobre enfermedades zoonóticas causadas por la infección por el patógeno *S. aureus* (102). En este mismo orden de ideas, en la revisión de Li y Sun realizada en el año 2022 (103) se refuerza el uso de MEL en la mastitis bovina, al respecto los autores señalan: que la indolamina es idónea para aliviar la mastitis a través de su efecto pleiotrópico en la reducción del estrés oxidativo, la inhibición de las citocinas proinflamatorias y la regulación de la activación de NF-κB, STAT y sus reacciones en cascada.

MEL y mitofagia. MEL suprime la polarización M1 de la microglía inducida por el lipopolisacárido bacteriano al mejorar la mitofagia (autofagia de las mitocondrias), atenuando así la neuroinflamación inducida por este y los déficits conductuales observables en ratones. Sin embargo, la inhibición o supresión de cinasa alfa 2 del adenosín mono fosfato o AMPKα2, puede inhibir el aumento de la MEL en la mitofagia, debilitando luego su efecto potenciador de la polarización de la microglía hacia el fenotipo M2 y eliminando su efecto protector sobre la función cerebral. Además, la MEL mejora la mitofagia al activar la AMPKα2, promueve la fosforilación del residuo de serina (Ser495) de PINK1 y, en última instancia, regula la polarización de la microglía de M1 a M2 (104). Sieminsky *et al.*, 2023 señalan: la MEL con su potencial antioxidante y antiinflamatorio, también puede ejercer un efecto neuroprotector en la encefalopatía asociada a sepsis (105).

Perspectivas y consideraciones finales

El trabajo de García Santos del año 2015 (30) evidencia la importancia de la MEL como fármaco capaz de bloquear la conexión entre las vías de la inmunidad innata dependientes del NF-kB y el inflamasoma NLRP3, lo que justificaría su uso potencial como estrategia terapéutica para el tratamiento de las enfermedades inflamatorias donde tal conexión y la disfunción mitocondrial subyacente adquieren vital importancia (30, 100). El grupo de Hu *et al.*, (2017) (29) proponen el uso de MEL como antibiótico contra las infecciones bacterianas y el schock séptico.

Además de la inmunidad innata y las vías del NF-kB y del inflamasoma NLRP3, otras vías como la de las Sirtuínas (Sirt-3), la ciclooxigenasa COX-2, han sido vinculadas a los diferentes mecanismos de acción de la MEL sobre múltiples enfermedades (106-108). Debido al gran alcance de las enfermedades infecciosas y el riesgo por elevada mortalidad por los procesos sépticos, urge un cambio de paradigma sobre cómo manejar quimioterapéuticamente a los pacientes y las bondades de la MEL (figura 2) abren un panorama alentador para paliar este tipo de procesos complejos, sobre todo en países en vías de desarrollo como Venezuela donde la morbi-mortalidad y las prevalencias de las enfermedades infecciosas de cualquier etiología son importantes tanto en salud individual como en salud colectiva (109-113).

Para finalizar el presente trabajo debemos señalar que se han realizado estudios clínicos controlados para evaluar la efectividad a gran escala de MEL y otros antioxidantes. En un ensayo clínico aleatorizado realizado entre los años de 2018 y 2022, se incluyeron 131 pacientes con shock séptico, los cuales fueron divididos en cinco grupos de trabajo con un total de entre 24 hasta 29 pacientes en cada uno. El grupo 1 recibió vitamina C, el grupo 2 vitamina E, el grupo 3 n-acetilcisteína, el grupo 4 MEL y el grupo 5 sin ningún tratamiento (control). Todos los antioxidantes se administraron por vía oral o a través de una sonda nasogástrica durante 5 días como adyuvante a la terapia estándar. En líneas generales todos los antioxidantes utilizados disminuyeron los niveles de los biomarcadores de estrés oxidativos en comparación al grupo control (114). Otro estudio clínico controlado dirigido `por Dario Acuña Castroviejo, diseñado para determinar si la terapia con MEL intravenosa mejora el estado redox y las respuestas inflamatorias en pacientes quirúrgicos con sepsis grave, se llevó a cabo un ensayo unicéntrico, de fase II, doble ciego, aleatorizado y controlado con placebo. El estudio incluyó pacientes con sepsis grave caracterizada por el síndrome de respuesta inflamatoria sistémica infecciosa, asociado con disfunción orgánica, hipoperfusión o hipotensión que requirió intervención quirúrgica. Se administró MEL intravenosa en una dosis diaria de 60 mg, que se disolvió en 500 ml de suero dextrosa al 5%, de forma continua a los pacientes durante más de 30 minutos a partir del día del diagnóstico durante un período de 5 días. Un total de 14 pacientes recibieron un tratamiento con placebo y 15 dosis de MEL. El estado redox disminuyó en los pacientes tratados con MEL durante los 5 días de tratamiento en comparación con los pacientes tratados con placebo. La procalcitonina tuvo un mejor rendimiento en el grupo de MEL, cuya relación neutrófilos a linfocitos también se redujo significativamente, lo que resultó en una mejor evolución de la enfermedad. Además, las estancias hospitalarias disminuyeron un 19,60%, de 26,64 días en el grupo placebo a 21,42 días en el grupo MEL. El estudio concluyó que son necesarios más estudios adicionales con dosis más altas de melatonina y una terapia de larga duración para evaluar su uso clínico (115).

En cuanto a radicales libres, nuestro conocimiento ha cambiado bastante basta mirar el ejemplo del óxido nítrico, el cual además de ser un neurotransmisor, también es un radical libre en estado gaseoso, y ayuda como molécula mensajera intracelular que se encarga de activar a la enzima guanilato ciclasa inducible a concentraciones nanomolares. La guanilil ciclasa es la responsable de convertir GTP hasta GMP cíclico, lo cual causa la relajación del músculo liso. Otra lección aprendida del óxido nítrico es que el denominado factor de relajación derivado del endotelio es esta misma molécula. Es el responsable de mediar la relajación del cuerpo cavernoso en respuesta a la estimulación por neuronas no colinérgicas y no adrenérgicas, esto se ha explotado con éxito en la disfunción eréctil, gracias a la obtención del sildenafil o "viagra" (1, 116).

Referencias

1. Kalyanaraman B. Teaching the basics of redox biology to medical and graduate students: Oxidants, antioxidants and disease mechanisms. REDOX Biology 2013; 1: 244-257. Disponible en: https://www.ncbi.nlm.nih.gov/pmc/articles/PMC3757692/pdf/main.pdf

2. Vielma JR, Bonilla E, Chacín-Bonilla L, Mora M, Medina Leendertz S, Bravo Y. Effects of melatonin on oxidative stress and resistance to bacterial, parasitic, and viral infections. Acta Tropica 2014; 137: 81-87. Disponible en: https://www.ncbi.nlm.nih.gov/pubmed/24811367

3. Corrales L. C., Muñoz Ariza M. M. Estrés oxidativo: origen, evolución y consecuencias de la toxicidad del oxígeno. Nova 2012; 10 (18): 213-225. Disponible en: http://www.scielo.org.co/scielo.php?script=sci_arttext&pid=S1794-24702012000200009&lng=en.

4. Alomari T, Al-Abdallat H, Hamamreh R, Alomari O, Hos BH, Reiter RJ. Assessing the antiviral potential of melatonin: A comprehensive systematic review. Rev Med Virol 2024; 34 (1): e2499. doi: 10.1002/rmv.2499. Disponible en: https://pubmed.ncbi.nlm.nih.gov/38126924/

5. Chacín Bonilla L, Vielma JR, Bonilla E. Should melatonin be considered a complementary or alternative therapy against parasitic infections? Epidemiology: Open Access 2014; 4 (4): E117. Disponible en: https://www.omicsonline.org/blog/2015/05/16/12659-Melatonin-againstParasitic-Infections.html

6. Cárdenas R, Chacín-Bonilla L, Bonilla E. Melatonin: A review of its physiopathological and therapeutic relationship with parasitic diseases. Melatonin Res 2023; 6 (1): 28-50. Disponible en: https://www.melatonin-research.net/index.php/MR/article/view/212

7. Chacín Bonilla L, Bonilla E. Melatonin and viral infections: A review focusing on therapeutic effects and SARS-CoV-2. Melatonin Research 2024; 7 (1): 47-83. Disponible en: https://www.melatonin-research.net/index.php/MR/article/view/256/1233

8. Chojnacki C, Popławski T, Blasiak J, Chojnacki J, Reiter RJ, Klupinska G. Expression of melatonin synthesizing enzymes in *Helicobacter pylori* infected gastric mucosa. Biomed Res Int 2013; 845032. doi: 10.1155/2013/845032. Disponible en: https://pubmed.ncbi.nlm.nih.gov/23936850/

9. Shen S, Liao Q, Wong YK, Chen X, Yang C, Xu C, Sun J, Wang J. The role of melatonin in the treatment of type 2 diabetes mellitus and Alzheimer's disease. Int J Biol Sci 2022; 18 (3): 983-994. doi: 10.7150/ijbs.66871. Disponible en: https://pubmed.ncbi.nlm.nih.gov/35173531/

10. Brazão V, Santello FH, Pravato Colato R, Clóvis do Prado Jr. *T. cruzi* infection among aged rats: Melatonin as a promising therapeutic molecule. Exp Gerontol 2020; 135: 110922. doi: 10.1016/j.exger.2020.110922. Disponible en: https://pubmed.ncbi.nlm.nih.gov/32151734/

11. Medina-Leendertz S, Paz M, Mora M, Bonilla E, Bravo Y, Arcaya JL, Terán R, Villalobos V. Longterm melatonin administration alleviates paraquat mediated oxidative stress in *Drosophila melanogaster*. Invest Clin 2014; 54 (4): 352-364. Disponible en: https://ve.scielo.org/scielo.php?script=sci_arttext&pid=S0535-51332014000400006

12. Tomás-Zapico C, Coto-Montes A. A proposed mechanism to explain the stimulatory effect of melatonin on antioxidative enzymes. J Pineal Res 2005; 39 (2): 99-104. Disponible en: https://pubmed.ncbi.nlm.nih.gov/16098085/

13. Vielma JR, Urdaneta Romero H, Villarreal JC, Paz Peinado LA, Gutiérrez LV, Mora M, Chacín-Bonilla L. Neurocysticercosis: Clinical Aspects, Immunopathology, Diagnosis, Treatment and Vaccine Development. Epidemiology: Open Access 2014; 4 (3): 156. doi:10.4172/2161-1165.1000156. Disponible en: https://www.omicsonline.org/peer-reviewed/neurocysticercosis-clinical-aspects-immunopathology-diagnosis-treatment-and-vaccine-development-26579.html

14. Mahapatra S, Heffner AC. (2023). Septic Shock. Book. In: Stat Pearls [Internet]. Treasure Island (FL): Stat Pearls Publishing. Bookshelf ID: NBK430939. Disponible en: https://pubmed.ncbi.nlm.nih.gov/28613689/

15. Vielma Guevara JR, Villarreal Andrade JC. Sistemas colinérgicos neuronales y no-neuronales en infecciones parasitarias. Revisión sistemática y metaanálisis. Avances en Biomedicina 2022; 11: 6-23. Disponible en: https://dialnet.unirioja.es/servlet/articulo?codigo=8611111

16. Vielma JR, Picón Borregales DE, Gutiérrez Peña LV, Lara ND. Pathophysiology of osteoporosis: genes, oxidative stress and immunopathogeny. A systematic review. Avances en Biomedicina 2018; 2018; 7 (2): 100-111. Disponible en: http://erevistas.saber.ula.ve/index.php/biomedicina/article/view/12741/21921923844

17. Vielma Guevara JR. Vacunas basadas en sistemas colinérgicos en infecciones por helmintos. Revisión sistemática y metaanálisis. Revista Científica (UNET) 2023; 35 (2): 132-142. Disponible en: http://investigacion.unet.edu.ve/wp-content/uploads/2024/04/VOLUMEN-352-2023.pdf

18. Vielma Guevara JR. Tratamiento de la osteoporosis. Revisión sistemática. Avances en Biomedicina 2023; 12 (1): 6-20. Disponible en: https://dialnet.unirioja.es/servlet/articulo?codigo=9061201

19. Manterola C, Pineda V, Vial M, Losada H, Muñoz S. Revisión sistemática de la literatura. Propuesta metodológica para su realización. Revista Chilena de Cirugía 2003; 55: 204-206. Disponible en: https://pesquisa.bvsalud.org/gim/resource/en,au:%22Martins%20Neto,%20Viviana%22/lil-348471

20. Sniekers YH, Weinans H, Bierma- Zeinstra SM, van Leeuwen JP, van Osch GJ. Animal models for osteoarthritis: the effect of ovariectomy and estrogen treatment a systematic approach. Osteoarthritis Cartilage 2008; 16: 533-541. Disponible en: https://pubmed.ncbi.nlm.nih.gov/18280756/

21. Chavda VP, Feehan J, Apostolopoulos V. Inflammation: The Cause of All Diseases. Cells 2024; 13 (22): 1906. doi: 10.3390/cells13221906. Disponible en: https://pubmed.ncbi.nlm.nih.gov/39594654/

22. Milosevich E, Demeyere N, Pendlebury ST. Infection, Inflammation, and Poststroke Cognitive Impairment. J Am Heart Assoc 2024; 13 (2): e9130. doi: 10.1161/JAHA.123.033015. Disponible en: https://pubmed.ncbi.nlm.nih.gov/38214255/

23. Tang S, Geng Y, Wang Y, Lin Q, Yu Y, Li H. The roles of ubiquitination and deubiquitination of NLRP3 inflammasome in inflammation-related diseases: A review. Biomol Biomed 2024; 24 (4): 708-721. doi: 10.17305/bb.2023.9997. Disponible en: https://pubmed.ncbi.nlm.nih.gov/38193803/

24. Salgado López D, Rodríguez Pascual C. (2006). Bacteriemia, sepsis y schock séptico. Tratado de Geriatría para residentes. ISBN: 84-689-8949-5. 409-416 p. Disponible en: chrome-extension://efaidnbmnnnibpcajpcglclefindmkaj/https://ibdigital.uib.es/greenstone/collect/portal_social/index/assoc/segg0022.dir/segg0022.pdf

25. Organización Mundial de la Salud (OMS). (2024). Sepsis. Disponible en: https://www.who.int/es/news-room/fact-sheets/detail/sepsis

26. Fleischmann-Struzek C, Rudd K. Challenges of assessing the burden of sepsis. Med Klin Intensivmed Notfmed 2023; 118 (Suppl 2): 68-74. doi: 10.1007/s00063-023-01088-7. Disponible en: https://link.springer.com/article/10.1007/s00063-023-01088-7

27. Vera Carrasco O. Sepsis y shock séptico. Cuadernos Hospital de Clínicas, 60 (Especial) 2019; 61-71. Disponible en: http://www.scielo.org.bo/scielo.php?script=sci_arttext&pid=S1652-67762019000300010&lng=es&tlng=es.

28. Nolt B, Tu F, Wang X, Ha T, Winter R, Williams DL, Li C. Lactate and Immunosuppression in Sepsis. Shock 2018; 49 (2): 120-125. doi: 10.1097/SHK.0000000000000958. Disponible en: https://pubmed.ncbi.nlm.nih.gov/28767543/

29. Hu W, Deng C, Ma Z, Wang D, Fan C, Li T, Di S, Gong B, Reiter RJ, Yang Y. Utilizing melatonin to combat bacterial infections and septic injury. Br J Pharmacol 2017; 174 (9): 754-768. doi: 10.1111/bph.13751. Disponible en: https://pubmed.ncbi.nlm.nih.gov/28213968/

30. García Santos JA. Regulación de la vía inflamatoria nuclear-mitocondrial por la melatonina. [Tesis doctoral]. 2016. Universidad de Granada. Granada, España. [http://hdl.handle.net/10481/40690]. Disponible en: https://dialnet.unirioja.es/servlet/tesis?codigo=57551

31. Guerrero JM, Carrillo-Vico A, Lardone PJ. La melatonina. Investigación y ciencia 2007; 30-38. Disponible en: https://noalamatgirona.wordpress.com/wp-content/uploads/2013/07/la-melatonina.pdf

32. Tordjman S, Chokron S, Delorme R, Charrier A, Bellissant E, Jaafari N, Fougerou C. Melatonin: Pharmacology, Functions and Therapeutic Benefits. Current Neuropharmacology 2017; 15: 434-443. Disponible en: https://www.ncbi.nlm.nih.gov/pmc/articles/PMC5405617/pdf/CN-15-434.pdf

33. Liu J, Clough SJ, Hutchinson AJ, Adamah-Biassi EB, Popovska-Gorevski M, Dubocovich ML. MT1 and MT2 Melatonin Receptors: A Therapeutic Perspective. Annu Rev Pharmacol Toxicol 2016; 56:361-83. doi: 10.1146/annurev-pharmtox-010814-124742. Disponible en: https://pubmed.ncbi.nlm.nih.gov/26514204/

34. Pala D, Lodola A, Bedini A, Spadoni G, Rivara S. Homology models of melatonin receptors: challenges and recent advances. Int J Mol Sci 2013; 14,

8093–121. Disponible en: https://www.ncbi.nlm.nih.gov/pmc/articles/PMC3645733/

35. Stauch B, Johansson LC, Cherezov V. Structural Insights into Melatonin Receptors. FEBS J 2020; 287 (8): 1496-1510. doi:10.1111/febs.15128. Disponible en: https://www.ncbi.nlm.nih.gov/pmc/articles/PMC7174090/

36. Dubocovich ML, Delagrange P, Diana N, Krause DN, Sugden D, Daniel P, Cardinali DP, Olcese J. International Union of Basic and Clinical Pharmacology. LXXV. Nomenclature, Classification, and Pharmacology of G Protein-Coupled Melatonin Receptors. Pharmacol Rev 2010; 62 (3): 343–380. doi: 10.1124/pr.110.002832. Disponible en: https://www.ncbi.nlm.nih.gov/pmc/articles/PMC2964901/

37. Li DY, Smith DG, Hardeland R, Yang MY, Xu HL, Zhang L, Yin HD, Zhu Q. Melatonin receptor genes in vertebrates. Int J Mol Sci 2013; 14 (6):11208-11223. doi: 10.3390/ijms140611208. Disponible en: https://www.ncbi.nlm.nih.gov/pmc/articles/PMC3709728/

38. Ebisawa T, Karne S, Lerner MR, Reppert SM. Expression cloning of a high-affinity melatonin receptor from Xenopus dermal melanophores. Proc. Natl. Acad. Sci. U. S. A 1994; 91(13): 6133-6137. Disponible en: https://doi.org/10.1073/pnas.91.13.6133

39. Okamoto HH, Cecon E, Nureki O, Rivara S, Jockers R. Melatonin receptor structure and signaling. J Pineal Res 2024; 76 (3): e12952. doi: 10.1111/jpi.12952. Disponible en: https://pubmed.ncbi.nlm.nih.gov/38587234/

40. Hattori A, Suzuki N. Receptor-Mediated and Receptor-Independent Actions of Melatonin in Vertebrates. Zoolog Sci 2024; 41 (1): 105-116. doi: 10.2108/zs230057. Disponible en: https://pubmed.ncbi.nlm.nih.gov/38587523/

41. Claustrat B, Leston J. Melatonin: Physiological effects in humans. Neurochirurgie 2015; 61 (2-3): 77-84. doi: 10.1016/j.neuchi.2015.03.002. Disponible en: https://pubmed.ncbi.nlm.nih.gov/25908646/

42. Reiter RJ, Mayo JC, Tan DX, Sainz RM, Alatorre-Jimenez M, Qin L. Melatonin as an antioxidant: under promises but over delivers. J Pineal Res 2016; 61 (3): 253-278. doi: 10.1111/jpi.12360. Disponible en; https://pubmed.ncbi.nlm.nih.gov/27500468/

43. Gitto E, Tan DX, Reiter R J, Karbownik M., Manchester LC, Cuzzocrea S, Fulia F, Barberi I. Individual and synergistic antioxidative actions of melatonin: studies with vitamin E, vitamin C, glutathione and

desferrioxamine (desferoxamine) in rat liver homogenates. J Pharm Pharmacol 2001; 53 (10): 1393-1401. doi: 10.1211/0022357011777747. Disponible en: https://pubmed.ncbi.nlm.nih.gov/11697548/

44. Ramírez Ledesma, M.G., Murillo, P.N.A. Redes mortales de la naturaleza. En: Biosciencias: aspectos básicos y aplicaciones. Bonilla Artigas Editores. P.39-57. Disponible en: https://www.torrossa.com/en/resources/an/5838987

45. Lavado Vega, D.E. Determinación de la actividad antimicrobiana *in vitro* de las trampas extracelulares de neutrófilos purificados de pacientes con tuberculosis. [Trabajo especial de grado]. Maestría en Ciencias, mención Fisiología y Biofísica. Escuela de Posgrado. Universidad Nacional de Trujillo. Perú. Disponible en: https://dspace.unitru.edu.pe/items/1dc42a05-d60f-4f30-86ff-8667385b7803/full

46. Rojas-Valles EU, Magaña-González CA, Herrera-Barrios MT. ¿Los neutrófilos como células de defensa? Inmunobiología y fisiopatología en las enfermedades infecciosas respiratorias humanas. Neumol Cir Torax. 2023; 82 (3): 162-173. doi:10.35366/116815. Disponible en: https://www.revistanct.org.mx/resumen.php?idArt=116815&id2=

47. Duarte Escalante E, León Islas ME, Taylor. Metabolismo oxidativo y aspectos fisiológicos importantes del proceso fagocítico. Revista de la facultad de medicina de la UNAM. 1990; 33 (6): 377-382. Disponible en: https://revistas.unam.mx/index.php/rfm/issue/view/5613

48. Aréstegui MB, Gualtieri SC, Domínguez J, Scharovsky OG. El género *Brucella* y su interacción con el sistema mononuclear fagocítico. Veterinaria México 2001; 32 (2): 131-139. Disponible en: https://www.redalyc.org/pdf/423/42332206.pdf

49. Salmen S., Berrueta L., Heyworth P., Borges L., Hernández M., Muñoz J. El complejo NADPH-oxidasa en la enfermedad granulomatosa crónica: descripción preliminar de un foco en Mérida-Venezuela. Investigación Clínica 1999; 40 (4): 277-300. Disponible en: https://produccioncientificaluz.org/index.php/investigacion/article/view/28417

50. Wu M, Gu J, Zong S, Guo R, Liu T, Yang M. Research journey of respirasome. Protein Cell 2020; 11 (5): 318-338. doi: 10.1007/s13238-019-00681-x. Disponible en: https://pubmed.ncbi.nlm.nih.gov/31919741/

51. Wikström M, Sharma V, Kaila VR, Hosler JP, Hummer G. New perspectives on proton pumping in cellular respiration. Chem Rev 2015; 115

(5): 2196-221. doi: 10.1021/cr500448t. Disponible en: https://pubmed.ncbi.nlm.nih.gov/25694135/

52. Pietka TA, Brookheart RT. Measurement of Mitochondrial Respiration in Human and Mouse Skeletal Muscle Fibers by High-Resolution Respirometry. J Vis Exp 2024; 212. doi: 10.3791/66834. Disponible en: https://pubmed.ncbi.nlm.nih.gov/39431793/

53. Arunachalam M, Ramesh M, Thiagarajan V, Singla SK, Mudhol S, Muthukumar SP. Current Perspectives of Healthy Mitochondrial Function for Healthy Neurons. Curr Drug Targets 2021; 22 (14): 1688-1703. doi: 10.2174/1389450122666210222163528. Disponible en: https://pubmed.ncbi.nlm.nih.gov/33618645/

54. Bischoff ME, Shamsaei B, Yang J, Secic D, Vemuri B, Reisz JA, D'Alessandro A, Bartolacci C, Adamczak R, Schmidt L, Wang J, Martines A, Biesiada J, Vest KE, Scaglioni PP, Plas DR, Patra KC, Gulati S, Figueroa JAL, Meller J, Cunningham JT, Czyzyk-Krzeska MF. Copper drives remodeling of metabolic state and progression of clear cell renal cell carcinoma. bioRxiv 2024; 2024.01.16.575895. doi: 10.1101/2024.01.16.575895. Disponible en: https://pubmed.ncbi.nlm.nih.gov/38293110/

55. Inagaki Y, Cong VH, Sakakibara Y. Identification and application of Phyto-Fenton reactions. Chemosphere 2016; 144:1443-50. doi: 10.1016/j.chemosphere.2015.10.039. Disponible en: https://pubmed.ncbi.nlm.nih.gov/26495829/

56. Rozas O, Contreras D, Mondaca MA, Pérez-Moya M, Mansilla HD. Experimental design of Fenton and photo-Fenton reactions for the treatment of ampicillin solutions. J Hazard Mater 2010; 177 (1-3): 1025-30. doi: 10.1016/j.jhazmat.2010.01.023. Disponible en: https://pubmed.ncbi.nlm.nih.gov/20097473/

57. Ramírez Prada D, Delgado G, Hidalgo Patiño CA, Pérez-Navero J, Gil Campos M. Using of WHO guidelines for the management of severe malnutrition to cases of marasmus and kwashiorkor in a Colombia children's hospital. Nutr Hosp 2011; 26 (5): 977-83. doi: 10.1590/S0212-16112011000500009. Disponible en: https://pubmed.ncbi.nlm.nih.gov/22072341/

58. Ramachandran P. Kwashiorkor. Indian J Med Res 2012; 136 (1): 108. Disponible en: https://pubmed.ncbi.nlm.nih.gov/23045745/

59. Rytter MJ, Michaelsen KF, Friis H, Christensen VB. Acute malnutrition in children. Ugeskr Laeger 2017; 179 (20): V03170193. Disponible en: https://pubmed.ncbi.nlm.nih.gov/28504629/

60. Briend A. Kwashiorkor - New evidence in the puzzle of oedema formation. EBioMedicine 202; 80: 104070. doi: 10.1016/j.ebiom.2022.104070. Disponible en: https://pubmed.ncbi.nlm.nih.gov/35598438/

61. Vielma Guevara JR, Buelvas Jiménez N. Metabolismo intermediario en *Blastocystis* spp. Revista Eugenio Espejo. 2021; 15 (2): 115-136. Disponible en: https://doi.org/10.37135/ee.04.11.10

62. Martin WF, Bryant DA, Beatty JT. A physiological perspective on the origin and evolution of photosynthesis. FEMS Microbiol Rev 2018; 42 (2): 205-231. doi: 10.1093/femsre/fux056. Disponible en: https://pubmed.ncbi.nlm.nih.gov/29177446/

63. Kavsak PA, Hammett-Stabler C, Lai L, Wallemacq P, Christenson RH. The ABCs of clinical biochemistry. Clin Biochem 2012; 45 (1-2): 1-2. doi: 10.1016/j.clinbiochem.2011.11.003. Disponible en: https://pubmed.ncbi.nlm.nih.gov/22101186/

64. Harper ME, Patti ME. Metabolic terminology: what's in a name? Nat Metab 2020; (6): 476-477. doi: 10.1038/s42255-020-0216-7. Disponible en: https://pubmed.ncbi.nlm.nih.gov/32694727/

65. Chacín Bonilla L. Perfil epidemiológico de las enfermedades infecciosas en Venezuela. Invest. Clín 2017; 58 (2): 103-105. Disponible en: http://ve.scielo.org/scielo.php?script=sci_arttext&pid=S0535-51332017000200001&lng=es.

66. Page KR, Doocy S, Reyna Ganteaume F, Castro JS, Spiegel P, Beyrer C. Venezuela's public health crisis: a regional emergency. Lancet 2019; 393 (10177): 1254-1260. doi: 10.1016/S0140-6736(19)30344-7. Disponible en: https://pubmed.ncbi.nlm.nih.gov/30871722/

67. Schmidt Grant S, Hung DT. Persistent bacterial infections, antibiotic tolerance, and the oxidative stress response. Virulence 2013; 4 (4): 273-83. doi: 10.4161/viru.23987. Disponible en: https://pubmed.ncbi.nlm.nih.gov/23563389/

68. Joffre J, Hellman J. Oxidative Stress and Endothelial Dysfunction in Sepsis and Acute Inflammation. Antioxid Redox Signal 2021; 35 (15): 1291-1307. doi: 10.1089/ars.2021.0027. Disponible en: https://pubmed.ncbi.nlm.nih.gov/33637016/

69. Rubio-Canalejas A, Admella J, Pedraz L, Torrents E. *Pseudomonas aeruginosa* Nonphosphorylated AlgR Induces Ribonucleotide Reductase Expression under Oxidative Stress Infectious Conditions. MSystems 2023; 8 (2): e0100522. doi: 10.1128/msystems.01005-22. Disponible en: https://pubmed.ncbi.nlm.nih.gov/36794960/

70. Yu S, Luo F, Xu Y, Zhang Y, Jin LH. *Drosophila* Innate Immunity Involves Multiple Signaling Pathways and Coordinated Communication Between Different Tissues. Front Immunol 2022; 13: 905370. doi: 10.3389/fimmu.2022.905370. Disponible en: https://pubmed.ncbi.nlm.nih.gov/35911716/

71. Beutler B. Innate immunity: an overview. Mol Immunol 2024; 40 (12): 845-859. doi: 10.1016/j.molimm.2003.10.005. Disponible en: https://pubmed.ncbi.nlm.nih.gov/14698223/

72. Chen H, Zhang J, He Y, Lv Z, Liang Z, Chen J, Li P, Liu J, Yang H, Tao A, Liu X. Exploring the Role of *Staphylococcus aureus* in Inflammatory Diseases. Toxins (Basel) 2022; 14 (7): 464. doi: 10.3390/toxins14070464. Disponible en: https://pubmed.ncbi.nlm.nih.gov/35878202/

73. Instituto Nacional del Cáncer. (2024). Página oficial del Gobierno de los Estados Unidos de Norteamérica. Disponible en: https://www.cancer.gov/espanol/publicaciones/diccionarios/diccionario-cancer/def/factor-nuclear-kappa-b

74. Echeverri R, Nancy P, Mockus SI. Factor nuclear κB (NF-κB): signalosoma y su importancia en enfermedades inflamatorias y cáncer. Rev Fac Med. 2008; 56 (2): 133-146. Disponible en: http://www.scielo.org.co/scielo.php?script=sci_arttext&pid=S0120-00112008000200006&lng=en

75. Lisboa CD, Maciel de Souza JL, Gaspar CJ, Turck P, Ortiz VD, Teixeira Proença IC, Fernandes TRG, Fernandes E, Tasca S, Carraro CC, Belló-Klein A, Sander da Rosa Araujo A, Luz de Castro A. Melatonin effects on oxidative stress and on TLR4/NF-kβ inflammatory pathway in the right ventricle of rats with pulmonary arterial hypertension. Mol Cell Endocrinol 2024; 592: 112330. doi: 10.1016/j.mce.2024.112330. Disponible en: https://pubmed.ncbi.nlm.nih.gov/39002930/

76. Esser N, Legrand S, Piette J, Scheen AJ, Paquot N. Inflammation as a link between obesity, metabolic syndrome and type 2 diabetes. Diabetes Res Clin Pract 2014; 105 (2): 141150. Disponible en: http://www.ncbi.nlm.nih.gov/pubmed/24798950.

77. Andersen K, Eltrich N, Lichtnekert J, Anders HJ, Vielhauer V. The NLRP3/ASC inflammasome promotes T-cell-dependent immune complex glomerulonephritis by canonical and noncanonical mechanisms. Kidney Int 2014; 86 (5): 965-978. Disponible en: http://www.ncbi.nlm.nih.gov/pubmed/24805106.

78. Buelvas Jiménez N; Suárez Useche RJ, Vielma JR. NLRP3 inflammasome: Is Really an Option Therapeutic for Kidney Disease? Revista de Salud Pública Universidad Nacional de Colombia 2014; 19 (1): 118-122. Disponible en: http://revistas.unal.edu.co/index.php/revsaludpublica/article/view/54415

79. Buelvas Jiménez N, Vielma Guevara JR. Inmunopatogénesis, ingesta de sodio/potasio y sistema calicreínas-cininas en hipertensión arterial. Una revisión. Avances en Biomedicina 2020; 9 (2): 33-45. Disponible en: http://erevistas.saber.ula.ve/index.php/biomedicina/article/view/17803/219 21929060

80. Buelvas Jiménez N, Vielma Guevara J. R. (2021). Arterial hypertension immunopathology. A focusing in inflammasome NLRP3 activation, and renin-angiotensin aldosterone and kallikrein-kinin systems. Generis Publishing. 131 p. ISBN: 978-1-63902-524-4. Disponible en: https://libro-terra.com/shop/health/arterial-hypertension-immunopathology-a-focusing-in-inflammasome-nlrp3-activation-and-renin-angiotensin-aldosterone-and-kallikrein-kinin-systems/

81. Buelvas-Jimenez N, Vielma-Guevara JR. Hipertensión arterial: ingesta de sal y mecanismos de patogénesis. Una revisión. Avances en Biomedicina 2020; 9 (1): 16-29. Disponible desde: http://erevistas.saber.ula.ve/index.php/biomedicina/article/view/16576

82. Suárez R, Buelvas N. El inflamasoma: mecanismos de activación. Invest clín 2015; 56 (1): 74-99. Disponible en: http://ve.scielo.org/scielo.php?script=sci_arttext&pid=S0535-51332015000100009&lng=es

83. Danielski LG, Giustina AD, Bonfante S, Barichello T, Petronilho F. The NLRP3 Inflammasome and Its Role in Sepsis Development. Inflammation. 2020; 43 (1): 24-31. doi: 10.1007/s10753-019-01124-9. Disponible en: https://pubmed.ncbi.nlm.nih.gov/31741197/

84. Shokri M, Kharaziha M, Ahmadi Tafti H, Dalili F, Mehdinavaz Aghdam R, Ghiassi SR, Baghaban. Melatonin-loaded mesoporous zinc- and gallium-doped hydroxyapatite nanoparticles to control infection and bone repair.

Biomater Sci 2024; 12 (16): 4194-4210. doi: 10.1039/d4bm00377b. Disponible en: https://pubmed.ncbi.nlm.nih.gov/38980095/

85. Ren W, Wang P, Yan J, Liu G, Zeng B, Hussain T, Peng C, Yin J, Li T, Wei H, Zhu G, Reiter RJ, Tan B, Yin Y. Melatonin alleviates weanling stress in mice: Involvement of intestinal microbiota. J Pineal Res 2018; 64 (2): doi: 10.1111/jpi.12448. Disponible en: https://pubmed.ncbi.nlm.nih.gov/28875556/

86. Sei-Jung L, Hyun Jik L, Young Hyun J, Jun Sung K, Sang Ho C, Ho Jae H. Melatonin inhibits apoptotic cell death induced by Vibrio vulnificus VvhA via melatonin receptor 2 coupling with NCF-1. Cell Death Dis 2018; 9 (2): 48. doi: 10.1038/s41419-017-0083-7. Disponible en: https://pubmed.ncbi.nlm.nih.gov/29352110/

87. Jianhua L, Jun S, Hui Z, Feng Z, Hui Liu, Li L, Zhiguang Z, Lushan C, Mi Z, Dacen L, Meifang L, Ruixiang Z. Melatonin mediated Foxp3-downregulation decreases cytokines production via the TLR2 and TLR4 pathways in H. pylori infected mice. Int Immunopharmacol 2018; 64: 116-122. doi: 10.1016/j.intimp.2018.08.034. Disponible en: https://pubmed.ncbi.nlm.nih.gov/30173051/

88. Ramos A, Prado Míguez M, Morgado S, Sanchez-Correa B, Gordillo JJ, Casado JG, Tarazona R, Regodón S. Melatonin enhances responsiveness to Dichelobacter nodosus vaccine in sheep and increases peripheral blood CD4 T lymphocytes and IgG-expressing B lymphocytes. Vet Immunol Immunopathol 2018; 206: 1-8. doi: 10.1016/j.vetimm.2018.11.006. Disponible en: https://pubmed.ncbi.nlm.nih.gov/30502907/

89. Liu Y, Jia Y, Yang K, Tong Z, Shi J, Li R, Xiao X, Ren W, Hardeland R, Reiter RJ, Wang Z. Melatonin overcomes MCR-mediated colistin resistance in Gram-negative pathogens. Theranostics 2020; 10 (23): 10697-10711. Disponible en: https://www.ncbi.nlm.nih.gov/pmc/articles/PMC7482817/

90. Bishayi B, Adhikary R, Nandi A, Sultana S. Beneficial Effects of Exogenous Melatonin in Acute Staphylococcus aureus and Escherichia coli Infection-Induced Inflammation and Associated Behavioral Response in Mice After Exposure to Short Photoperiod. Inflammation 2016; 39 (6): 2072-2093. doi: 10.1007/s10753-016-0445-9. Disponible en: https://pubmed.ncbi.nlm.nih.gov/27682182/

91. Spreer A, Gerber J, Baake D, Hanssen M, Huether G, Nau, R. (2006). Antiinflammatory but no neuroprotective effects of melatonin under clinical treatment conditions in rabbit models of bacterial meningitis. J Neurosci Res

2006; 84 (7): 1575-1579. doi: 10.1002/jnr.21055. Disponible en: https://pubmed.ncbi.nlm.nih.gov/16998917/

92. Chojnacki C, Mędrek-Socha M, Konrad P, Chojnacki J, Błońska A. The value of melatonin supplementation in postmenopausal women with Helicobacter pylori-associated dyspepsia. Randomized Controlled Trial BMC Womens Health. 2020; 20 (1): 262. Disponible en: https://pubmed.ncbi.nlm.nih.gov/33243209/

93. Xu L, Zang W, Kwak M, Zang LJ, Lee PCW, Jin JO. Protective Effect of Melatonin against Polymicrobial Sepsis Is Mediated by the Anti-bacterial Effect of Neutrophils. Front Immunol 2019; 10: 1371. doi: 10.3389/fimmu.2019.01371. Disponible en: https://pubmed.ncbi.nlm.nih.gov/31275316/

94. Deng Z, He M, Hu H, Zhang W, Zhang Y, Ge Y, Ma T, Wu J, Li L, Sun M., An S, Li J, Huang Q, Gong S, Zhang J, Chen Z, Zeng Z. Melatonin attenuates sepsis-induced acute kidney injury by promoting mitophagy through SIRT3-mediated TFAM deacetylation. Autophagy 2024; 20 (1): 151-165. Disponible en: https://www.ncbi.nlm.nih.gov/pmc/articles/PMC10761103/

95. Ling J, Yu S, Xiong F, Xu T, Li S. Melatonin Attenuates Sepsis-Induced Acute Lung Injury via Inhibiting Excessive Mitophagy. Drug Des Devel Ther 2023; 17: 2775-2786. doi: 10.2147/DDDT.S423264. Disponible en: https://pubmed.ncbi.nlm.nih.gov/37719362/

96. Wang S, Chen K, Wang Y, Wang Z, Li Z, Guo J, Chen J, Liu W, Guo X, Yan G, Liang C, Yu H, Fang S, Yu B. Cardiac-targeted delivery of nuclear receptor RORα via ultrasound targeted microbubble destruction optimizes the benefits of regular dose of melatonin on sepsis-induced cardiomyopathy. Biomater Res 2023; 27 (1): 41. doi: 10.1186/s40824-023-00377-8. Disponible en: https://pubmed.ncbi.nlm.nih.gov/37147703/

97. Hu B, Chen Z, Liang L, Zheng M, Chen X, Zeng Q. Melatonin Promotes Mitochondrial Biogenesis and Mitochondrial Degradation in Hepatocytes During Sepsis. Altern Ther Health Med 2023; 29 (7): 284-289. Disponible en: https://pubmed.ncbi.nlm.nih.gov/37471665/

98. Liu T, Zhang C, Ying J, Wang Y, Yan G, Zhou Y, Lu G. Inhibition of the intracellular domain of Notch1 results in vascular endothelial cell dysfunction in sepsis. Front Immunol 2023; 14: 1134556. doi: 10.3389/fimmu.2023.1134556. Disponible en: https://pubmed.ncbi.nlm.nih.gov/37205094/

99. Kalkan KT, Esrefoglu M, Terzioglu-Usak S, Yay A. (2024). Protective effect of melatonin on blood-brain barrier damage caused by Endotoxemia. Neurol Res 2024; 46 (2): 195-206. doi: 10.1080/01616412.2023.2265244. Disponible en: https://pubmed.ncbi.nlm.nih.gov/37989260/

100. García JA, Volt H, Venegas C, Doerrier C, Escames G, López LC, Acuña-Castroviejo D. Disruption of the NF-κB/NLRP3 connection by melatonin requires retinoid-related orphan receptor-α and blocks the septic response in mice. FASEB J 2015; pii: fj.15-273656. PMID: 26045547. Disponible en: http://www.ncbi.nlm.nih.gov/pubmed/26045547.

101. Jia Y, Yang B, Shi J, Fang D, Wang Z, Liu Y. Melatonin prevents conjugative transfer of plasmid-mediated antibiotic resistance genes by disrupting proton motive force. Pharmacol Res 2020; 175: 105978. doi: 10.1016/j.phrs.2021.105978. Disponible en: https://pubmed.ncbi.nlm.nih.gov/34813930/

102.Chen Z, Wang K, Guo J, Zhou J, Loor JJ, Yang Z, Yang Y. Melatonin Maintains Homeostasis and Potentiates the Anti-inflammatory Response in *Staphylococcus aureus*-Induced Mastitis through microRNA-16b/YAP1. J Agric Food Chem 2022; 70 (48): 15255-15270. doi: 10.1021/acs.jafc.2c05904. Disponible en: https://pubmed.ncbi.nlm.nih.gov/36399659/

103. Li H, Sun P. (2022). Insight of Melatonin: The Potential of Melatonin to Treat Bacteria-Induced Mastitis. Antioxidants (Basel) 2022; 11 (6): 1107. doi: 10.3390/antiox11061107. Disponible en: https://pubmed.ncbi.nlm.nih.gov/35740004/

104. Yang Y, Ke J, Cao Y, Gao Y, Lin C. Melatonin regulates microglial M1/M2 polarization via AMPKα2-mediated mitophagy in attenuating sepsis-associated encephalopathy. Biomed Pharmacother 2024; 177: 117092. doi: 10.1016/j.biopha.2024.117092. Disponible en: https://pubmed.ncbi.nlm.nih.gov/38976956/

105. Sieminski M, Szaruta-Raflesz K, Szypenbejl J, Krzyzaniak K. Potential Neuroprotective Role of Melatonin in Sepsis-Associated Encephalopathy Due to Its Scavenging and Anti-Oxidative Properties. Antioxidants (Basel) 2023; 12 (9): 1786. doi: 10.3390/antiox12091786. Disponible en: https://pubmed.ncbi.nlm.nih.gov/37760089/

106. Hoffmann JA, Kafatos FC, Janeway CA, Ezekowitz RA. Phylogenetic perspectives in innate immunity. Science 1999; 284 (5418): 1313-1318. doi:

10.1126/science.284.5418.1313. Disponible en: https://pubmed.ncbi.nlm.nih.gov/10334979/

107. Silverman N, Maniatis T. NF-kappaB signaling pathways in mammalian and insect innate immunity. Genes Dev 2001; 15 (18): 2321-2342. doi: 10.1101/gad.909001. Disponible en: https://pubmed.ncbi.nlm.nih.gov/11562344/

108. Cardinali DP, Golombek DA, Rosenstein RE, Cutrera RA, Esquifino AI. Melatonin site and mechanism of action: Single or multiple? J. Pineal Res 1997; 23, 32-39. Disponible en: https://doi.org/10.1111/j.1600-079X.1997.tb00332.x

109. Vielma JR. Blastocystosis: Epidemiological, clinical, pathogenic, diagnostic, and therapeutic aspects. Invest clin 2019; 60 (1): 53-78. Disponible en: https://www.produccioncientificaluz.org/index.php/investigacion/article/view/30944

110. Vielma JR, Pérez IF, Villarreal Andrade JC, Vegas ML, Reimi Y, Belisario M, Prieto MG, Uzcátegui D, Suarez HJ, Pineda Ochoa C, González EL, Gutiérrez Peña LV. Prevalencia de *Blastocystis* spp. y enteroparásitos en pacientes que asisten a dos instituciones de salud pública, occidente venezolano. Acta Bioclínica. 2017; 7: 80-99. Disponible en: http://erevistas.saber.ula.ve/index.php/actabioclinica/article/view/8358

111. Vielma JR, Delgado Y, Bravo YA, Gutiérrez Peña LV, Villarreal JC. Enteroparasites and thermotolerant coliforms in wáter and human feces of sectors Juan de Dios González and El Moralito, Colón Municipality, Zulia State. Acta Bioclínica 2016; 6: 25-43. Disponible en: http://erevistas.saber.ula.ve/index.php/actabioclinica/article/view/7361

112. Vielma-Guevara, J R Díaz Y, Pérez Z, Villarreal-Andrade JC Gutiérrez Peña, Luís V. *Blastocystis* spp. y otros enteroparásitos en pacientes atendidos en el Hospital Doctor Adolfo Pons, Maracaibo, Venezuela. Avan Biomed 2019; 8 (3): 102-112. Disponible en: http://erevistas.saber.ula.ve/index.php/biomedicina/article/view/16570/219 21927711

113. Vielma JR, Chirinos R, León A, Pérez IF, Díaz S, Gutiérrez Peña LV. Enteroparásitos en personas de un instituto de educación especial venezolano. Acta Bioclínica; 2021; 11: 29-48. Disponible en: http://erevistas.saber.ula.ve/index.php/actabioclinica/article/download/1694 0/219219 28080

114. Aisa-Álvarez A, Pérez-Torres I, Guarner-Lans V, Manzano-Pech L, Cruz-Soto R, Márquez-Velasco R, Casarez-Alvarado S, Franco-Granillo J, Núñez-Martínez ME, Soto ME. Randomized Clinical Trial of Antioxidant Therapy Patients with Septic Shock and Organ Dysfunction in the ICU: SOFA Score Reduction by Improvement of the Enzymatic and Non-Enzymatic Antioxidant System. Cells 2023; 6; 12 (9): 1330. doi: 10.3390/cells12091330. Disponible en: https://pubmed.ncbi.nlm.nih.gov/37174730/

115. Mansilla-Roselló A, Hernández-Magdalena J, Domínguez-Bastante M, Olmedo-Martín C, Comino-Pardo A, Escames G, Acuña-Castroviejo D. A phase II, single-center, double-blind, randomized placebo-controlled trial to explore the efficacy and safety of intravenous melatonin in surgical patients with severe sepsis admitted to the intensive care unit. J Pineal Res 2023; 74 (2): e12845. doi: 10.1111/jpi.12845. Disponible en: https://pubmed.ncbi.nlm.nih.gov/36428216/

116. Florez ID, Parra-Rodas L. Persistent Pulmonary Hypertension of the Newborn: Should Sildenafil and Inhaled Nitric Oxide at Medium Concentration Be the Standard of Treatment? Crit Care Med 2024; 52 (6): 995-997. doi: 10.1097/CCM.0000000000006278. Disponible en: https://pubmed.ncbi.nlm.nih.gov/38752821/

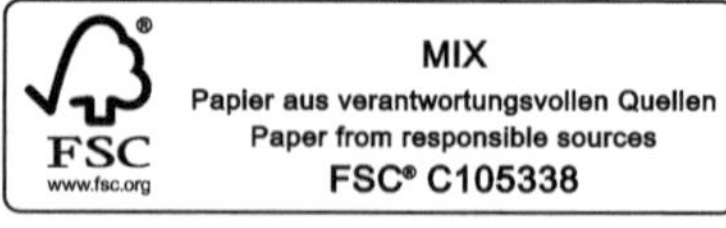

Printed by Books on Demand GmbH, Norderstedt / Germany